孕产期常见不适自我调理

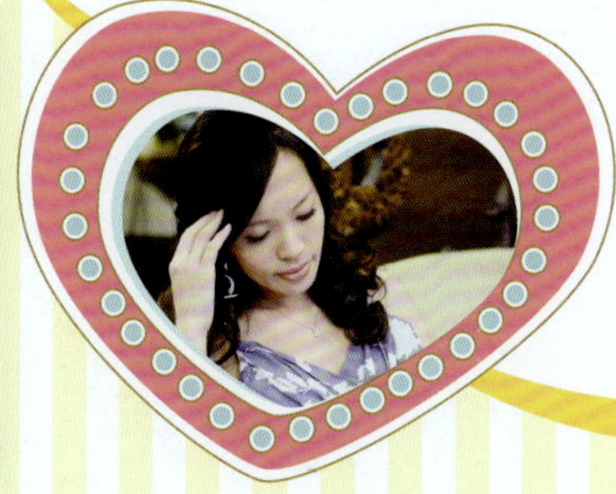

刘莹 卢秀霞 编

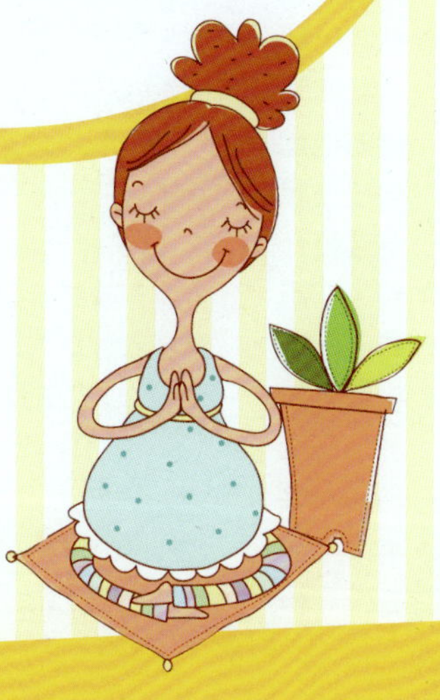

青岛出版社 QINGDAO PUBLISHING HOUSE | 国家一级出版社 全国百佳图书出版单位

图书在版编目（CIP）数据

孕产期常见不适自我调理/刘莹，卢秀霞编.－青岛：青岛出版社，2011.12

ISBN 978-7-5436-7692-3

Ⅰ.①孕… Ⅱ.①刘…②卢… Ⅲ.①妊娠期－妇幼保健－基本知识②产褥期－妇幼保健－基本知识

Ⅳ.①R715.3

中国版本图书馆CIP数据核字（2011）第267275号

书　　名 孕产期常见不适自我调理
编　　者 刘　莹　卢秀霞
出版发行 青岛出版社
社　　址 青岛市海尔路182号（266061）
本社网址 http://www.qdpub.com
邮购电话 13335059110　0532-85814750　0532-68068026
责任编辑 尹红侠
装帧设计 李　静
制　　版 青岛艺鑫制版印刷有限公司
印　　刷 青岛双星华信印刷有限公司
出版日期 2012年1月第1版　2012年1月第1次印刷
开　　本 32开（715mm x 1015mm）
印　　张 5
书　　号 ISBN 978-7-5436-7692-3
定　　价 12.80元

编校质量、盗版监督服务电话 4006532017　0532-68068670

青岛版图书售后如发现质量问题，请寄回青岛出版社印刷物资处调换。

电话：0532-68068629

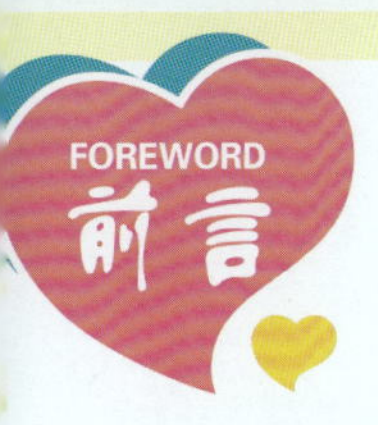

怀孕期间，准妈妈常常会出现各种各样的不适，孕妈咪该如何缓解调整，让自己愉快度过孕期呢？对于孕期一些常见的不适，准妈妈可通过自我调理来缓解，如调整饮食、保证睡眠、适度运动、保持情绪稳定等。

本书根据孕早期、孕中期、孕晚期不同的孕程，列出了准妈妈容易出现的不适和疾病，以及针对不适和疾病的自我调理方法，指导准妈妈轻松应对各种孕期不适，为准妈妈的健康保驾护航。

另外，也列出了产褥期新妈妈容易出现的不适和疾病，以及针对不适和疾病的自我调理方法，悉心呵护新妈妈产后健康，尽快使新妈妈身体得到恢复。

本书内容细致翔实，贴近生活，针对准妈妈和新妈妈碰到的各种问题给予细致的讲解和悉心的帮助，让准妈妈和新妈妈在轻松愉快的阅读中得到专业的健康指导。

阅读本书，可以让准妈妈轻松应对不适，快乐度过难忘孕期。愿每一位妈妈都能快乐健康地孕育自己的宝宝，愿每一对夫妇都能拥有一个健康、聪明的宝宝，愿宝宝能在爸爸妈妈无微不至的照顾下健康快乐地成长。

编 者

2011年11月

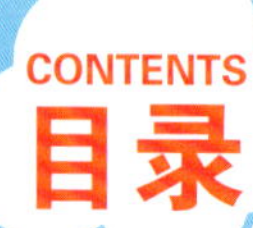

CONTENTS
目录

YUNCHANQI CHANGJIAN BUSHI ZIWO TIAOLI

孕产期常见不适自我调理

第1章 孕早期不适自我调理

第2章　孕中期不适自我调理

第3章 孕晚期不适自我调理

第4章　产褥期不适自我调理

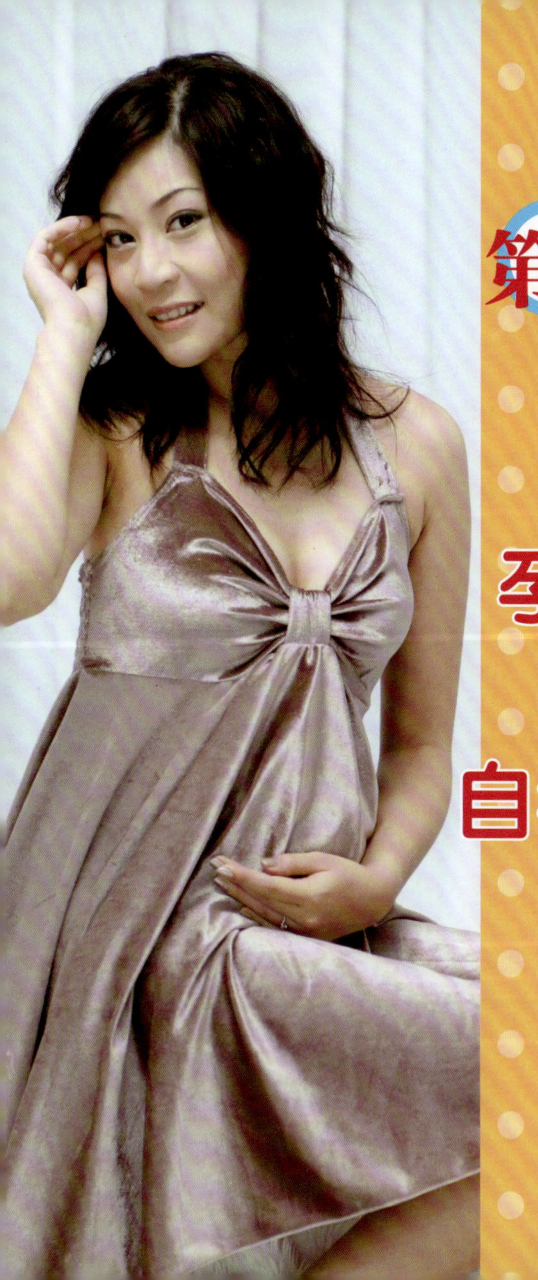

第1章

孕早期不适自我调理

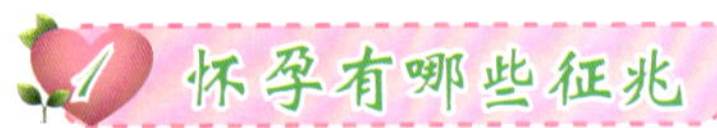

1 怀孕有哪些征兆

停经后受精卵能否正常发育，20%取决于遗传因素，70%~80%取决于母亲体内环境。近年来，白领女性工作繁忙，往往不知自己已怀孕，不注意生活细节，从而影响胎儿健康。因此，应及早确诊是否怀孕。怀孕的早期征兆有以下几种：

突然停经

经期规律的已婚育龄妇女突然停经，应考虑可能怀孕。哺乳、服用避孕药或其他原因引起的停经除外。

小便次数增多

孕早期小便次数增多是由于子宫逐渐增大，向前压迫膀胱，引起膀胱刺激症状。若向后压迫直肠，则可引起便秘。

早孕反应

怀孕后，一般在停经后6~12周有恶心、呕吐、偏食、厌油腻、食欲不佳、嗜睡、乏力、便秘等早孕反应症状。

乳房发胀

孕早期乳房会发胀，触之有痛感。这是由于妊娠后孕激素和泌乳素分泌增加，促使乳腺小泡发育造成的。

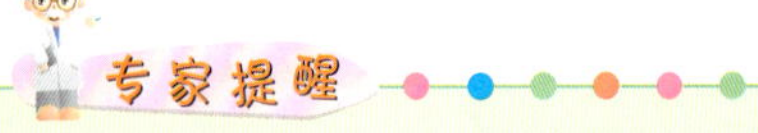

专家提醒

有了上述这些早孕现象，往往表示你可能怀孕了，应尽快到医院检查确诊。检查项目除检查阴道、宫颈、子宫变化外，还要做妊娠尿液试验，即送早晨的尿液进行化验，如果报告妊娠试验为阳性，就可能为妊娠。还可用超声波检查确诊，但不属于必检项目。

孕早期的检查项目

怀孕早期检查一般在停经后40天后进行。通过第一次孕期检查，要明确以下问题：

1 怀孕对母体有无危险，孕妇能否继续怀孕。

2 胎儿有无先天畸形，是否需要中止妊娠。

3 孕妇生殖器官是否正常，对分娩有无影响。

4 胎儿发育情况是否良好，是否需要采取保胎措施。

5 检查孕妇有无妇科疾病，及时发现与治疗，避免给胎儿带来危害。

6 化验血液、尿液，看有无贫血或其他健康问题。

7 化验肝功，如有肝炎应中止妊娠。

2 孕早期容易出现的不适

初次怀孕的女性对妊娠认识不足，或者根本不了解身体的反应，以致误服药物，或者疏忽了生活上的细节，都很可能会对胎儿和母体产生不良的影响。

在怀孕初期，准妈妈可能会有低热、倦怠等类似感冒的早孕症状，如果随便服用感冒药，就可能对胎儿造成不良影响。因为感冒药大多数都是孕妇禁服的。

准妈妈在孕早期身体不适时，不要勉强运动，过度运动可能导致阴道流血，甚至流产。不要接触有毒物质，不宜烫发或染发。做X光、CT等放射检查前，应先确定有无怀孕。

3 孕一月宝宝的发育状况

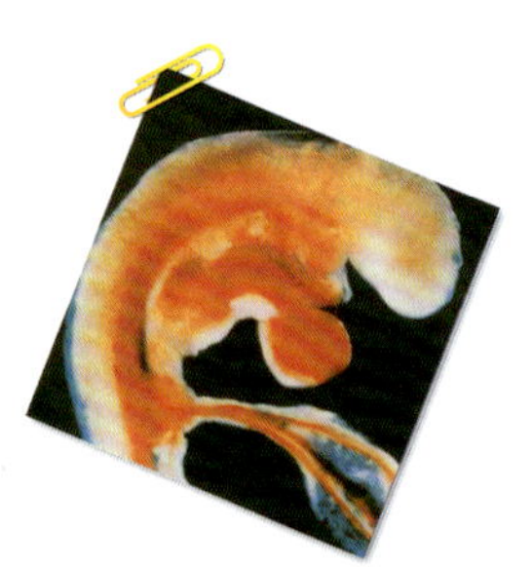

在怀孕的第1个月，胚胎生长缓慢。受精后7~10日，受精卵便在子宫内膜着床，并从母体中吸收养分，开始发育。怀孕的前8周，胎体称为胚胎，还不能称为胎儿。胚胎在怀孕第3周后期长0.5~1.0厘米，体重不到1克，但肉眼已能看出其外形。从外表上，胚胎还无法明显地区分头部和身体，并且长有鳃弓和尾巴，与其他动物的胚胎发育并无两样。原始的胎盘开始成形，胎膜于此时形成。

4 孕一月孕妈咪的变化

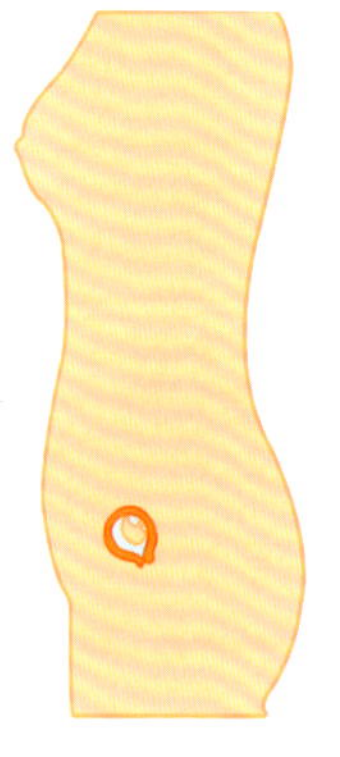

受精卵形成的1周内还不能称为怀孕，这时期尚未发现有任何怀孕迹象，这也是准妈妈不能知晓自己已经怀孕的原因。

直到两周以后，怀孕的迹象才开始出现，如身体发寒、发热、慵懒、困倦或难以成眠等，粗心的准妈妈还误以为是患了感冒呢。这时子宫的大小与未怀孕时相同，还没有开始增大。

5 孕一月生活须知（0~4周）

准妈妈在孕期生理和心理都会发生一系列变化。很多初次怀孕的妇女往往很晚才发觉自己已经怀孕。如果准妈妈不了解身体状况而误食药物，或疏忽了生活上的细节，都很可能对胎儿和自己产生不良的影响。

准妈妈必须严格注意以下几点：

- 对于准备怀孕的你来说，一旦月经延期或迟迟未来，都要考虑可能已经怀孕，须加强对自身的保护和保养。
- 怀孕初期可能会出现类似感冒的症状，若胡乱买药吃，不仅不能达到治疗的效果，还可能引起胎儿畸形。最安全的方法是去医院就诊，找出真正的病因。
- 觉得身体不适时，不要勉强承担高强度的工作或进行剧烈的运动，更不要长途旅行，以免造成意外流产。
- 若非必要，不要随意做X光照射，应先检查身体状况，确定有无怀孕后再进行各种检查。此外，还应避免接触各种化学有害物质，如铅、汞等。
- 严禁酗酒、吸烟。
- 避免病毒感染，如风疹、流感、巨细胞病毒及弓形虫感染等。
- 每日补充叶酸，如斯利安0.8毫克，直到怀孕12周末。
- 有些孕妇在怀孕约1个月时，会有孕吐的现象，应多准备一些缓和孕吐症状和开胃的食物，如酸梅、石榴等。

6 孕二月宝宝的发育状况

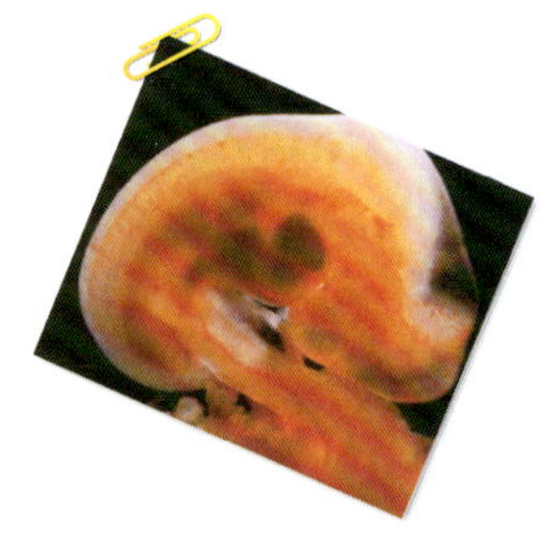

怀孕已经满8周了，宝宝身长约2.5厘米，体重约4克。令人惊喜的是，宝宝的心、胃、肠、肝等内脏器官及脑部已经开始分化发育，手、足、眼、口、耳等器官已经形成，可以说越来越接近人的形体，但仍是头大身小。绒毛膜更加发达，胎盘形成，脐带出现，胎儿与母亲更加紧密地联系在一起。

7 孕二月孕妈咪的变化

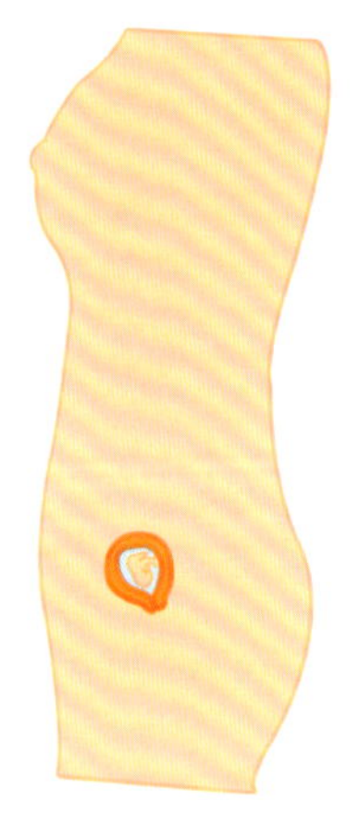

怀孕8周时，准妈妈的基础体温将呈现高温状态，这种状态将会持续14~19天。此外，乳房发胀、乳头时有阵痛、乳晕加深、排尿次数增多等症状也一一出现。准妈妈可能会感到心情烦躁、恶心，并且开始出现孕吐。严重的时候，甚至会出现头晕、鼻出血、心跳加速等症状。不要担心，这些都是孕早期的正常症状。

此时的子宫如鹅卵一般大小，只比未怀孕时大一点儿，腹部还没有增大的迹象。

8 孕二月生活须知（5~8周）

怀孕第二个月，准妈妈应当注意饮食起居，注重自我护理，以防流产。

准妈妈的起居

- 准妈妈平时要避免搬运重物或进行激烈运动，家务与外出次数也应尽可能减少，不可过度劳累。
- 适当休息，睡眠要充足，尤其要注意禁止性生活。
- 每天可到小区花园或绿地散步，多呼吸新鲜空气。少到或不到人多拥挤的公共场合。
- 感到疲劳时不要洗澡，以免眩晕摔倒，晚上要及早卧床休息。
- 如果家中养有猫、狗或小鸟等宠物，应送出寄养，以免感染弓形虫病。

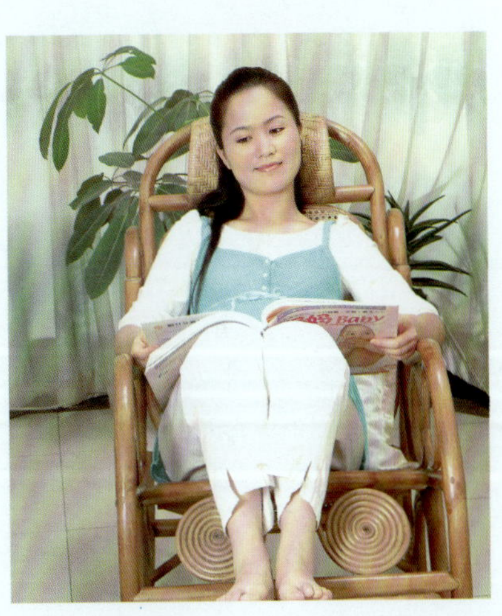

注重外阴护理

妊娠期白带会增多，可在小便后用浸泡了温水或硼酸水的脱脂棉，沿外阴由前往后擦洗，以保持外阴清洁和干燥。

呕吐应对方法

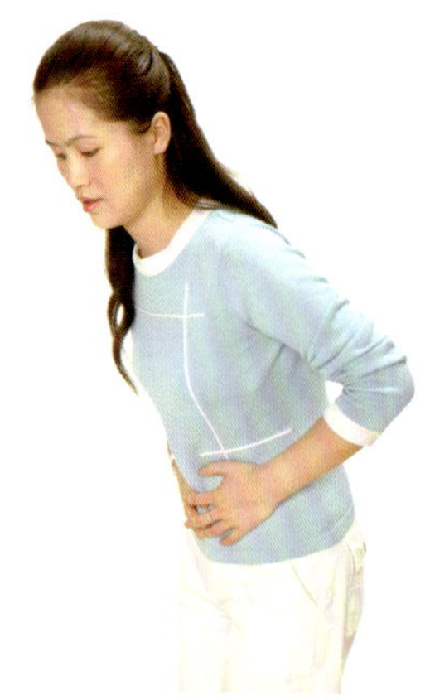

晨吐是空腹所致，可在睡前适当加餐，以减少清晨血糖低引起的头晕恶心。

不断呕吐可引起体内水分的丢失，必须及时补充水分。

孕吐严重时应到医院检查尿酮体，如呈阳性，应及时治疗，可避免酮症酸中毒，必要时需住院静脉输液营养，并纠正酮症。

保持大便通畅

准妈妈要保持大便通畅，避免便秘。如出现出血伴下腹胀痛、腰部乏力或酸胀疼痛，应立即去医院就诊。

远离有害物质

烟和酒会给胎儿带来不良的影响，孕妈咪不宜吸烟喝酒。

怀孕第二个月是胎儿脑部及内脏形成的重要时期，不可接受X光检查，避免接触化学毒品。

避免感冒和病毒性感染，不要轻易服用药物。

准妈妈的饮食

孕二月，腹中胎儿尚小，胚胎的生长发育速度相对缓慢，平均每日仅增重1克左右，发育过程中不需要大量营养，只要能正常进食，适当增加优质蛋白质的摄入，就可以保证胎儿生长发育的需要。

补充足量的B族维生素可改善食欲。

每日至少摄入40克蛋白质、150克碳水化合物，相当于粮食200克、鸡蛋两枚、瘦肉50克，以维持孕妇的最低需要。如果碳水化合物摄入过少，可因脂肪利用过多而造成孕妇血中酮体积蓄。

厌食和呕吐有时是由于食物气味引起，应尽量减少食物烹调时间，可等食物冷却后再食用。

为克服晨吐症状，早晨可以喝杯水，吃片面包或水果，这些食品会帮助抑制恶心。能减轻呕吐的食物还包括饼干、米粥等。

孕早期应多吃牡蛎、贝类、坚果、花生、芝麻等富含锌的食物。

叶酸的补充对预防胎儿神经系统的畸形及促进大脑发育大有好处。

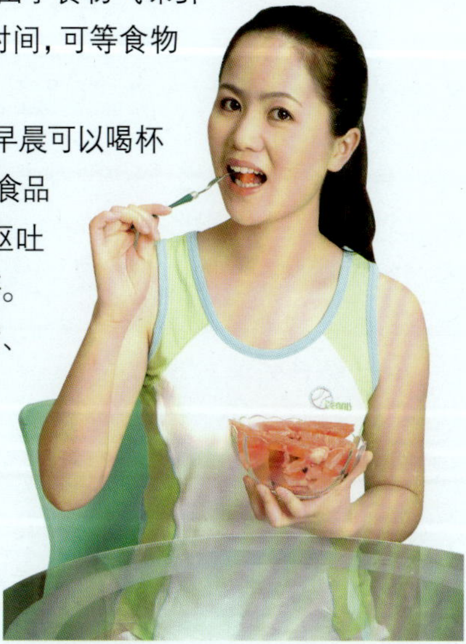

9 孕三月宝宝的发育状况

怀孕第三个月，胚胎真正可以称为胎儿了。孕12周末，胎儿的身长为7.5~9厘米，体重约14克。

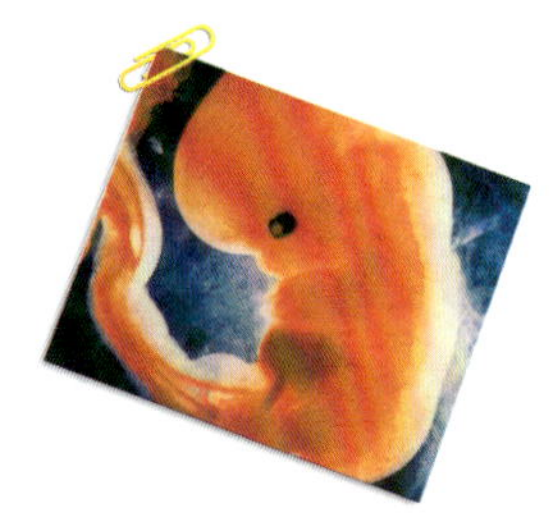

尾巴完全消失，眼、鼻、口、耳等器官形状清晰可辨，手、足、指头也一目了然，几乎与常人完全一样了。内脏更加发达，肾脏、外阴部已经形成，并开始通过尿道进行排泄，胎儿周围会充满羊水。

10 孕三月孕妈咪的变化

准妈妈在孕三月前期仍会存在孕吐，除恶心外，胃部情况也不佳，同时，胸部会有闷热等症状出现。腹部仍然不算大，但由于子宫已如拳头般大小，会直接压迫膀胱，造成较严重的尿频现象，腰部也会感到疼痛，腿足浮肿。此外，阴道分泌物增加，容易出现便秘、下痢等。但是，从孕三月中期开始，妊娠反应开始缓解，食欲有所增加，下降的体重也开始回升。乳房更加胀大，乳晕与乳头颜色更暗。

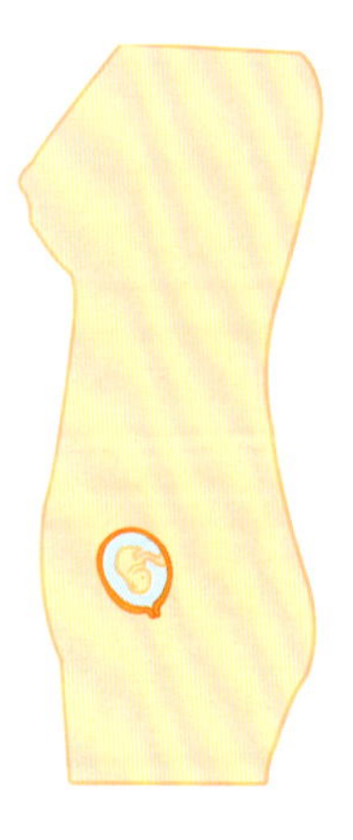

11 孕三月生活须知（9~12周）

接受初次产前诊查

至少应在本时期之前接受初次产前诊查，然后每3~4周做一次产前检查。在孕12周末前可进行TORCH感染检查。孕吐严重时应到医院查尿酮体，如为阳性，为避免酮症酸中毒，应请医生治疗。必要时住院静脉输液营养，并纠正酮症。

莫接触有害物质

避免乱用药、酗酒、吸烟。避免接触化学毒品及X线等。谨防病毒感染，如风疹、流感、巨细胞病毒及弓形虫感染等。

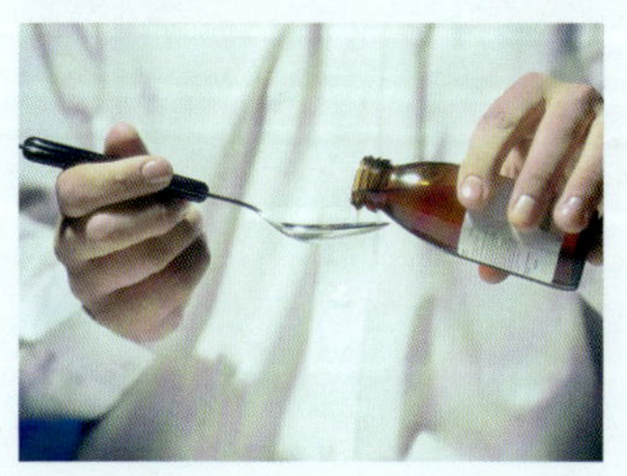

留意生活细节

和怀孕两个月时相同，孕三月也容易发生流产，准妈妈在生活细节上仍然需要留意小心。在这个阶段，夫妻最好不要同房。准妈妈可做一些轻松且不费力的体操，做操时注意不要让腹部受到压迫。

注意保暖和预防便秘

准妈妈的下腹不可受寒，注意时时保暖，不熬夜，保持规律的生活。为预防便秘，最好养成每日定时如厕的习惯，可在清晨起床后饮用凉白开水。

如果阴道分泌物增多，易滋生病菌，应该每天沐浴，以保持身体的清洁。如果出现下腹疼痛伴少量出血，可能是流产的征兆，应立即去医院就诊。

12 准妈妈如何应对妊娠呕吐

大多数妇女怀孕早期有轻度择食、食欲不振、厌食、轻度恶心、呕吐、头晕及倦怠等症状，这些症状在早晨更明显。

妊娠呕吐的原因

妊娠呕吐是一种正常的生理反应，是孕妇特有的症状，称为妊娠反应。一般在停经5～6周后出现，以后症状逐渐明显，一般对生活和工作影响不大，无需特殊治疗，在停经12周前即自行消失。

妊娠呕吐的对策

如果准妈妈的妊娠反应较重或总感到不放心，应向医生请教，也可以在家人的帮助下想办法使妊娠反应减轻。

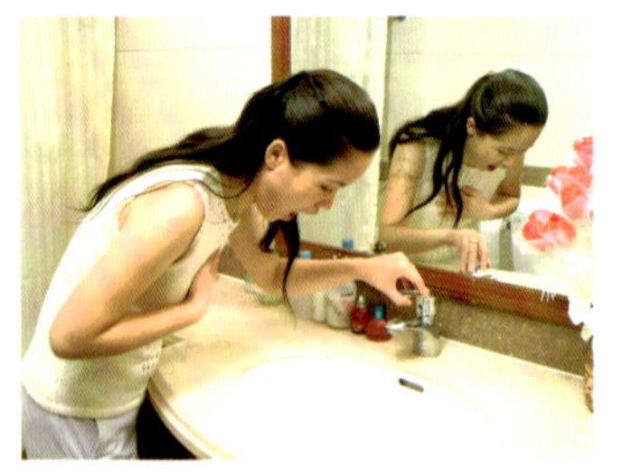

减轻妊娠反应的建议

(1)上孕妇学校

准妈妈应了解一些孕产保健知识，感受孕育生命神圣而伟大的意义，乐观地看待苦乐相伴的孕育过程，增加自身对妊娠反应的耐受力。

(2)积极转换情绪

准妈妈在闲暇时可以做自己喜欢做的事情，整理自己的心爱之物，回忆美好的过去，想想不久的未来，自己就要做妈妈，喜悦之情就会随之而来。邀朋聚会，郊游聊天，精心修饰打扮一番，欣赏一下“孕味”十足的自己。

(3)能吃多少就吃多少

孕早期不必担心营养问题。因为这时肚子里的宝宝还非常小，不需要太多营养。

(4)得到家人的帮助

家人应了解什么是妊娠反应，这个时期的准妈妈应该得到家人的帮助。爱人应主动分担家务，使准妈妈轻松度过妊娠反应期。

13 准妈妈剧烈呕吐怎么办

如果发生妊娠剧吐，不及时到医院诊治，就会导致体内电解质和酸碱平衡失调，食管黏膜裂伤或出血等。发生妊娠剧吐的孕妇应采取以下措施：

- 排除由消化系统或神经系统疾病引起的呕吐。
- 不限制饮食，食用易消化食物，避免油腻。
- 少吃多餐，吐了也要坚持吃。
- 晨吐者可在床上进食，继续卧床30分钟。
- 晨起刷牙时不要触及咽部，以免诱发呕吐。
- 油烟气味易诱发呕吐，尽可能少闻油烟味。
- 可服用少量维生素B_6。

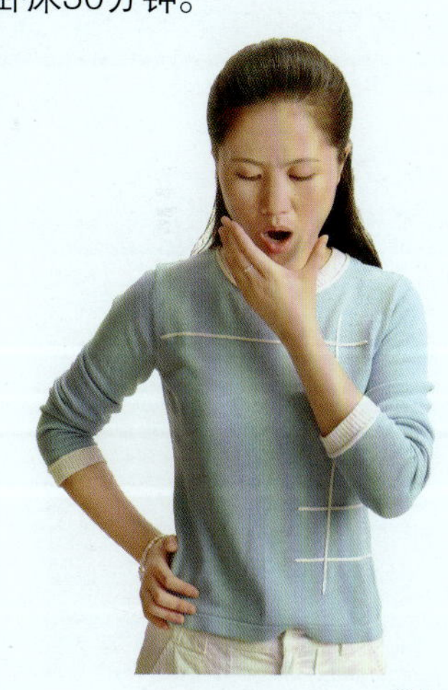

经过以上处理，大多数剧吐都会好转，若措施无效，出现脱水及新陈代谢障碍，则需住院治疗，通过输液补充丢失的水分、电解质和能量。

14 妊娠呕吐食疗方法

生姜橘皮

生姜10克，橘皮10克，加红糖调味，煮成糖水作茶饮，对妊娠呕吐有缓解作用。

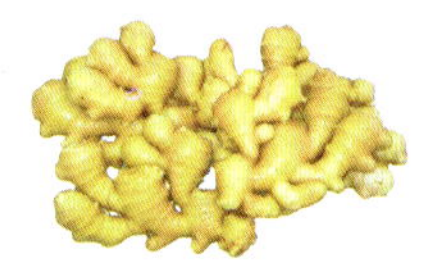

梅干菜瘦猪肉

梅干菜15克，榨菜15克，瘦猪肉丝100克，食盐、味精适量，共煮汤服。常服可治疗妊娠呕吐。

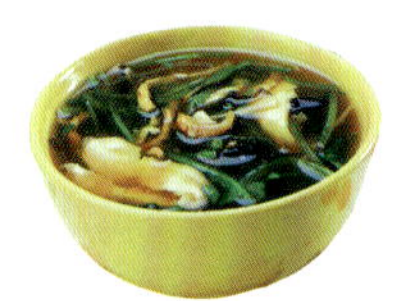

鲜柠檬汁

鲜柠檬500克，去皮核，切小块，放锅中加250克白糖浸渍24小时，用小火煨熬至汁液耗尽，待冷却后拌入少许白糖即成。每日1剂，日服两次。

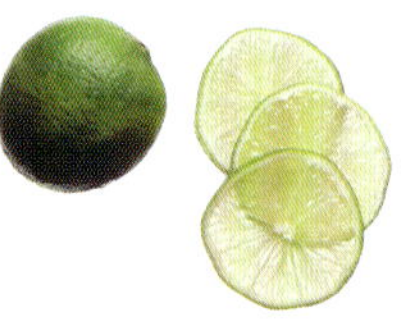

甘蔗汁

将甘蔗榨汁，加生姜汁少许，作茶饮，治疗孕妇口干、心烦、呕吐、恶心等。

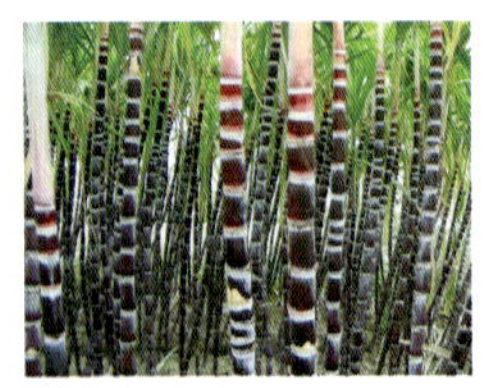

梨丁香

梨1只，丁香15枚，梨去核放入丁香密闭蒸熟，去丁香食梨，可治疗妊娠呕吐。

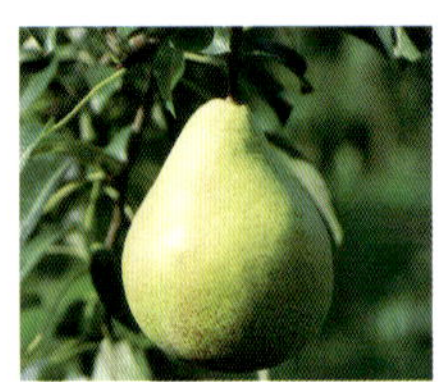

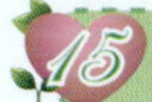

妊娠呕吐调理食谱

炒萝卜

原料: 红、白萝卜各100克，冬笋25克，黄瓜25克，洋葱25克，胡萝卜25克，植物油、鲜汤、精盐、白糖、湿淀粉、醋、鸡蛋、芝麻油各适量。

做法: 黄瓜切条，洋葱切片。萝卜去皮切片，沸水烫透捞出，透凉，控净水。冬笋、胡萝卜切相应的小片。将洋葱片、萝卜片、冬笋片、黄瓜条放入碗中，加鸡蛋清、湿淀粉稍挂糊，倒入热炒锅中煸炒，加醋、白糖、鲜汤、精盐，用湿淀粉勾芡，翻炒均匀，淋上芝麻油，出锅装盘即成。

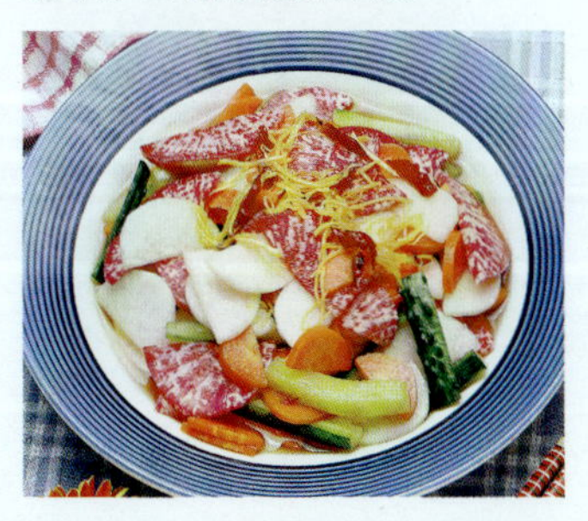

肉末西红柿

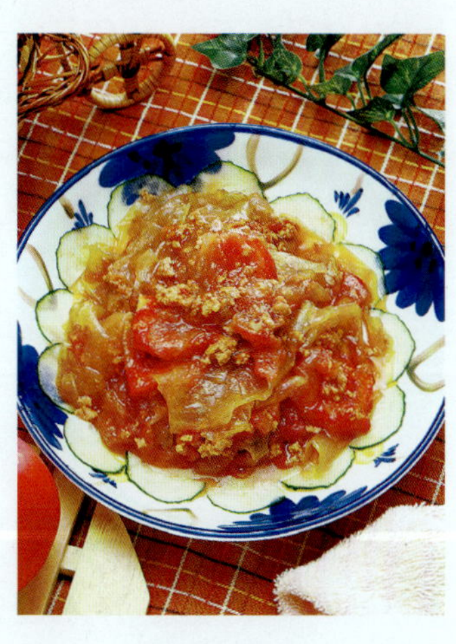

原料: 西红柿100克，瘦猪肉50克，粉皮150克，酱油、植物油、精盐、味精各适量。

做法: 将西红柿洗净，剥皮，切成片。将粉皮洗净，切成小片。猪肉剁成肉末。炒锅内放油烧热，放入肉末炒至将熟时，再放入西红柿、粉皮，加入酱油、精盐，旺火快炒一会，加味精调味即可。

16 尽量不用药物改善早孕反应

怀孕初期，大部分孕妇都会有明显的早孕反应，时间长短因个人体质而不同。即使是同一孕妇，也会因为不同的怀孕次数而表现出不同的症状。目前市面上尚无有效抑制孕吐的药剂。孕妇不宜擅自利用药物抑制孕吐。

- 出现孕吐是最易形成流产的时刻，也是胎儿器官形成的重要时期。在此期间，胎儿若受到某种药物刺激，容易导致畸形。
- 抑制孕吐的镇吐剂以抗组胺最具药效，如灭吐灵，但服用此种药剂会使胎儿畸形。
- 孕妇如果服用镇静剂等来抑制孕吐，会严重影响胎儿发育。
- 孕妇应保持身心平衡，注意饮食，吃些清淡和有助于缓解呕吐的食物，必要时可接受医师指导。倘若一日孕吐数次，身体显得相当虚弱，就应住院治疗。

17 准妈妈唾液过多怎么办

唾液过多是孕早期常见症状。如果妊娠反应较重，唾液过多的现象会常常出现，而且会加重妊娠呕吐。用薄荷牙膏刷牙、漱口、清洗口腔，或咀嚼口香糖可减少唾液分泌。

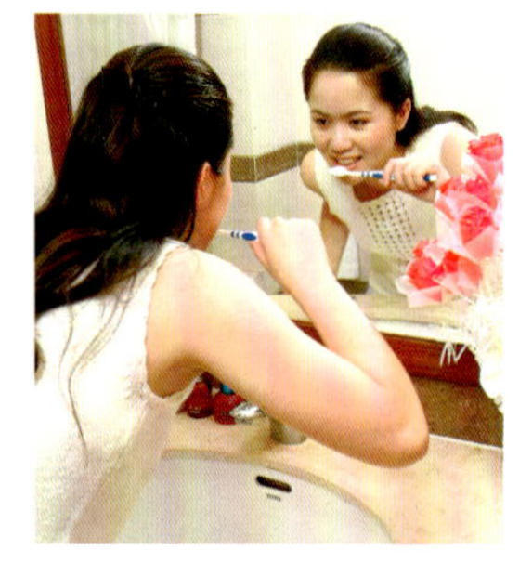

18 孕早期无剧烈呕吐正常吗

孕早期没有出现剧烈呕吐现象并不奇怪，有可能妊娠反应尚未开始，也有些孕妇根本不出现剧烈呕吐，因人而异，都属正常。孕早期胎儿还很小，准妈妈不必进食过多，保证营养即可。

19 准妈妈胃部不适怎么办

胃肠胀满

孕早期，受胎盘分泌激素的影响，孕妇胃肠道肌肉比较松弛，食物在消化道内移动较慢，常感到胃肠胀满。

烧心

食道与胃之间的括约肌松弛，食物和消化液有机会从胃里逆流到食管内，胃酸刺激到食管壁，就会导致心脏部位的灼热感。

消化不良

在整个妊娠期内，消化不良也是准妈妈经常遇到的问题。只要通过合理调配饮食，就可改善。

胃部不适的对策

◆避免体重增加太多。

◆少吃多餐，细嚼慢咽。

◆少弯腰，用下蹲的方式来代替。睡时将头部抬高。

◆放松自己。

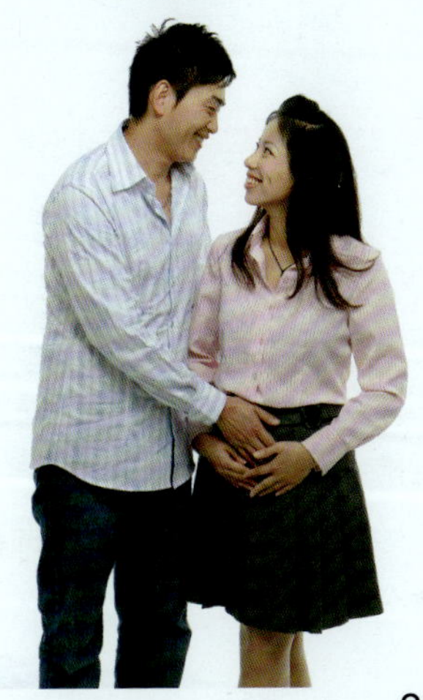

20 孕早期尿频怎么办

尿频与便意的发生原因

孕三月，子宫如拳头般大小，会压迫膀胱，当尿液积累到某一程度时，便有尿意，须勤跑洗手间，造成尿频。同样情形也发生在大肠，大肠一被刺激，就有便意。孕三月以后，子宫上升到腹腔内，对膀胱、大肠的压迫感逐渐消失，尿频及便意也将消失。

尿频与便意的饮食对策

控制饮食结构，避免酸性物质摄入过量，加剧酸性体质。保持饮食的酸碱平衡可预防尿频。饮食方面要多吃富含植物有机活性碱的食品，少吃肉类，多吃蔬菜。

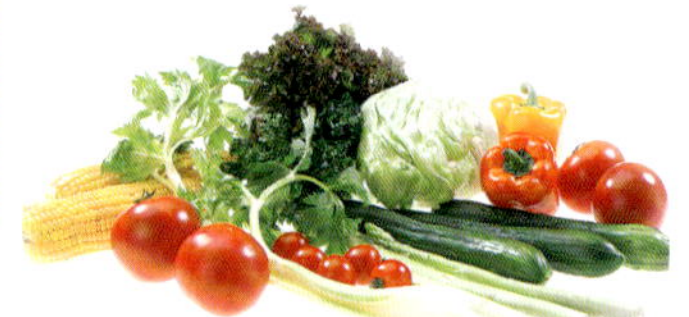

21 准妈妈色素沉淀怎么办

许多准妈妈在孕期面部出现褐色斑块，腹部、乳房、大腿等部位出现色素沉淀。这是由于孕妈咪体内激素改变所致。肌肤暗沉的问题则会因为每个人体质不同而有个别差异，有些人日后可能会消失，有些人则可能只会变淡。准妈妈应多吃富含维生素C、维生素A的食物，以便减轻色素沉淀现象。

22 孕早期感冒怎么办

感冒病毒在孕早期会对胚胎造成伤害，若再伴有高热，其危害更令人担忧。准妈妈注意适时增减衣服，少去商场、剧院等公共场合。如果不慎患了感冒，准妈妈可以试一试以下食疗对策：

姜茶对策

以下几种姜茶均需趁热服用，然后盖被出微汗，最好能够睡上一觉，有助于降低体温，缓解头痛、身痛。

姜蒜茶：大蒜、生姜各15克，切片加水一碗，煎至半碗，饮时加红塘10~20克。

姜糖饮：生姜片15克，3厘米长的葱白3段，加水50克煮沸后加红塘。

橘皮姜片茶：橘皮、生姜各10克，加水煎，饮时加红塘10~20克。

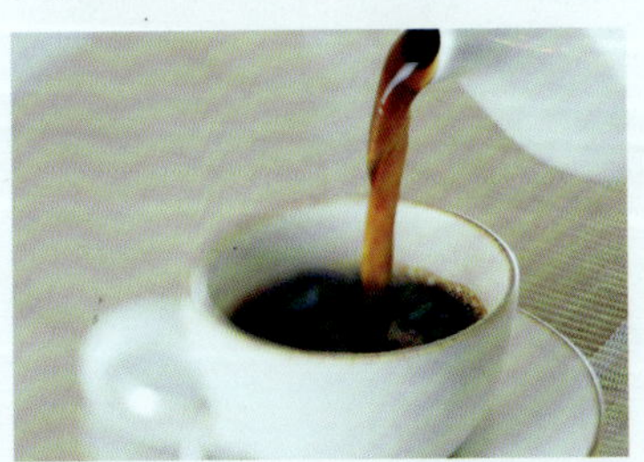

萝卜对策

萝卜白菜汤：白菜心250克，白萝卜60克，加水煎好后放红糖10~20克，吃菜饮汤。

萝卜汤：白萝卜150克洗净，切片，加水900毫升，煎至600毫升，加白糖5克，趁热服一杯，半小时后再服一杯。

米醋萝卜菜：萝卜250克，米醋适量，萝卜切片，用醋浸1小时，当菜下饭。

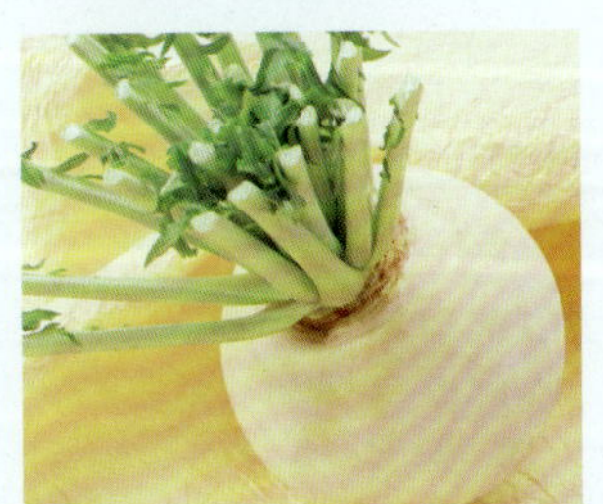

其他感冒对策

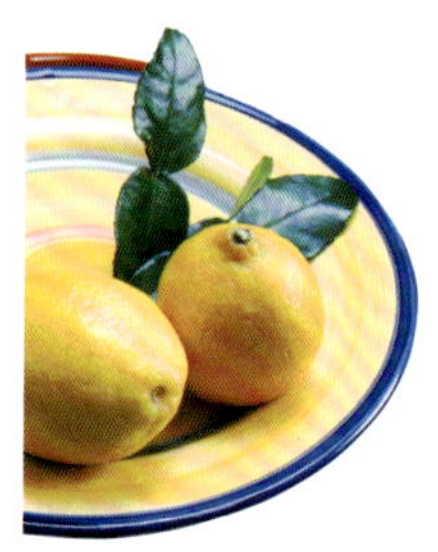

葱白粥：粳米50克，葱白2~3根，切段，白糖适量，同煮成粥，热食。

葱豉汤：连须葱白30克，淡豆豉10克，生姜3片，加水500克煮沸，再加黄酒30克，热服，盖被取汗。

雪梨煲：雪梨洗净，连皮切碎，加冰糖，用沙煲或瓦煲隔水蒸。适用于风热咳嗽。

橘皮水：鲜橘皮30克(干橘皮15克)加水3杯，煎成两杯，加白糖，趁热饮。

香菜黄豆汤：香菜30克，黄豆50克，加水1000毫升，煎至600毫升，食盐调味。

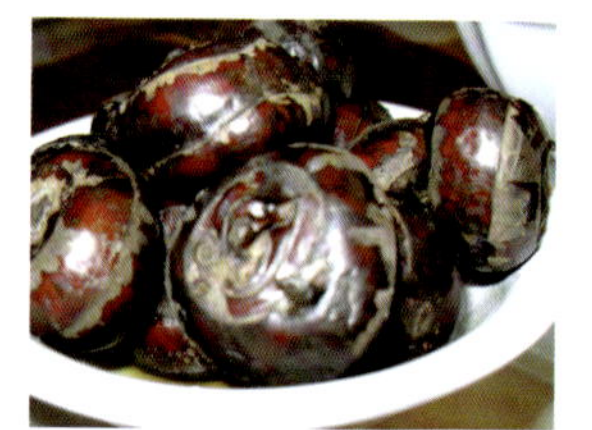

杭菊糖茶：杭白菊30克，白糖适量，加适量开水浸泡，代茶饮。

荸荠水：荸荠数个，冰糖适量，加水同煮，吃荸荠饮汤。

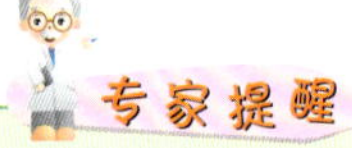

准妈妈无论采取哪种方法治疗感冒，其要旨均在于多喝水、多排尿，身体新陈代谢所产生的废物就可以及时排出体外，使身体经常处于洁净的状态，有助于抵抗感冒病毒的侵袭，少得感冒，即使感冒了也容易痊愈。

23 孕早期高热的危害

准妈妈体温如果比正常体温高1～4℃，即可诱发胎儿畸形。准妈妈对热刺激的敏感时间在妊娠头3个月。

孕早期胚胎如果处在高温环境下，会使胚胎细胞停止分裂，特别是胎儿的中枢神经系统最易受到损伤，造成畸胎，严重者可导致胚胎死亡。

孕期每日持续热水浴40～60分钟的孕妇，畸胎的发生率会明显升高。虽然孕中期胎儿各器官基本形成，不太可能出现大的结构畸形，但发热可损害胎儿大脑，造成生后小儿癫痫、智力低下等。

胚胎发育6周左右，严重高热（每天升高2～3℃，持续1小时）可导致胎儿小头畸形、智力障碍等；在妊娠的头3个月，母亲发热38.9℃以上，持续1天或更长，便可引起胎儿畸形。除桑拿和热水盆浴外，患病也是导致孕妇发热的原因。引起发热的疾病有流感、肾盂肾炎、链球菌性咽炎等。因此，在怀孕早期，孕妇若出现发热，应尽快治疗。

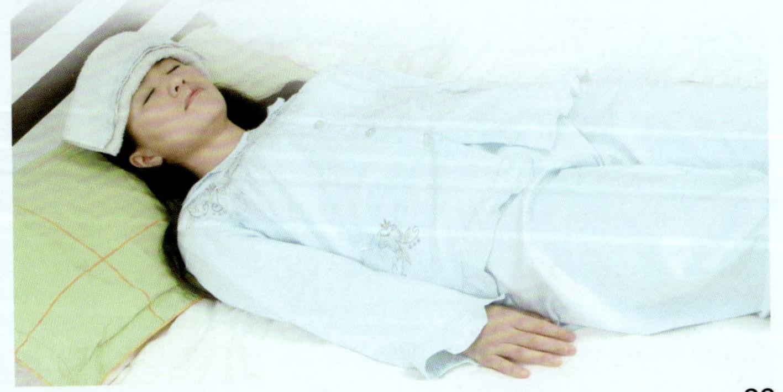

低热的治疗（低于38℃）

准妈妈出现低热时不必紧张，找出原因，对症治疗。如为感冒引起的低热，可多饮开水，服用维生素C、感冒冲剂等，充分休息，一般能很快自愈。

高热的治疗（高于38℃）

准妈妈出现高热时，要尽快采用物理降温法，如湿毛巾冷敷、酒精擦浴等，热天可给予清洁冷饮，必要时可用柴胡注射液，尽量不用西药退热针或退热片。选择退烧药物时，应选用对胎儿无影响的药物。

准妈妈避免发热的措施

孕妇除避免发热性疾病外，还应避免其他导致体温升高的因素，如洗过热的热水浴、盛夏中暑、高温作业、剧烈运动等。

24 警惕阴道出血

精子和卵子结合成受精卵，分裂发育成胚泡，于受精后第5～6天埋入子宫内膜，受精后11～12天完成着床。在孕酮的作用下，卵巢卵细胞的发育受到抑制，排卵受到抑制，子宫内膜发育成蜕膜，月经周期停止。因此，怀孕后不应再有阴道流血，一旦出现阴道流血，应去医院检查。

孕期阴道流血的原因有先兆流产、宫颈糜烂、宫外孕或葡萄胎等，应引起重视。宫颈糜烂引起的出血和先兆流产的出血在出血量、时间、颜色上很难鉴别，所以要到医院检查。宫颈癌也可能引起孕期阴道流血，可通过孕早期宫颈涂片早期发现宫颈癌和癌前病变。过度的性生活，吃巧克力过多，吃辣椒、桂圆等热性或刺激性食物都会加重出血症状。

25 新婚初孕预防流产

经验告诉人们，新婚怀孕的女子如不注意保健，极易造成流产，如果发生3次以上流产，就可能患习惯性流产，进而导致不孕症。造成新婚初孕流产的原因大致有以下两种：

新婚流产与旅行结婚有关

新婚初孕流产与旅行结婚关系密切。旅行结婚受孕的新婚夫妇怀孕后容易发生先兆流产，流产后还容易继发不孕，或者患其他疾病。

究其原因，主要是新婚旅行时生活紧张，无规律，饮食不周，卫生差，睡眠不足，休息差，跋山涉水或乘坐车船所致的过度劳累，对刚发育的胚胎组织产生不良刺激而造成流产。

新婚流产与性生活频繁有关

新婚夫妇性生活较为频繁，初孕后容易发生先兆流产。新婚夫妇的性欲较为强烈，性交次数也相应较多，孕妇子宫如果经常强烈收缩，就容易导致流产。

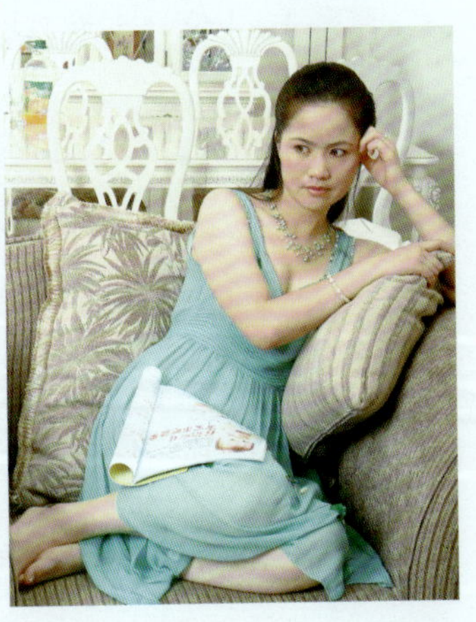

特别是新婚女性，性兴奋较为强烈，体内雌激素分泌增多，孕激素分泌相应减少，也可诱发先兆流产。

26 预防先兆流产

什么是先兆流产

先兆流产是指出现流产的先兆，但尚未发生流产。具体表现为已经确诊宫内怀孕，胚胎依然存活，阴道出现少量出血，并伴有腹部隐痛。通常先兆流产时阴道出血量并不很多，不会超过月经量。先兆流产是一种过渡状态，如果经过保胎治疗后出血停止，症状消失，就可继续妊娠；如果保胎治疗无效，流血增多，就会发展为流产。

导致先兆流产的原因

先兆流产的原因比较多，例如孕卵异常、内分泌失调、胎盘功能失常、血型不合、母体全身性疾病、过度精神刺激、生殖器官畸形及炎症、外伤等，均可导致先兆流产。

预防先兆流产的饮食对策

先兆流产患者日常饮食宜忌	
宜	宜食清淡、易消化、富有营养的食物，可多吃豆制品、瘦肉、鸡蛋、猪心、猪肝、猪腰汤、牛奶等 不同证型宜进不同食物。气虚者宜多吃补气固胎的食物，如鸡汤、小米粥等。血虚者宜益血安胎，宜食糯米粥、黑木耳、大枣、羊肉、羊脊、羊肾、黑豆等。血热者宜清热养血，宜食丝瓜、芦根、梨、山药、南瓜等

忌	不论证型虚实，均忌食薏米、肉桂、干姜、桃仁、螃蟹、兔肉、山楂、冬葵子等
	血热者忌辛辣刺激、油腻及偏湿热的食物，如辣椒、羊肉、狗肉、猪头肉、姜、葱、蒜、酒等

什锦甜粥

原料：小米200克，大米100克，绿豆50克，花生米50克，红枣50克，核桃仁50克，葡萄干50克，红糖适量。

做法：将小米、大米淘洗干净。将绿豆淘洗干净，浸泡半小时。将红枣、花生米、核桃仁、葡萄干全部洗净。将绿豆放入锅里，加少量水，煮至七成熟时，向锅内加入开水，将小米、大米、花生米、红枣、核桃仁、葡萄干放入，再加入红糖搅匀，开锅后改用小火煮熟烂即可。

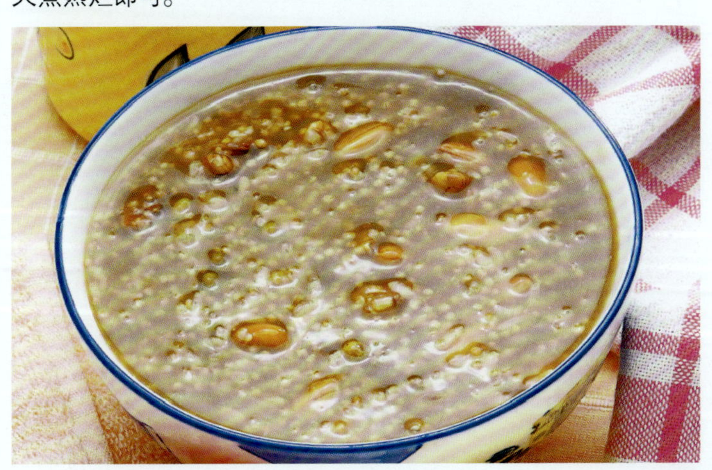

27 自然流产的预防与保健

大部分自然流产是由于胚胎不健全，染色体异常，受精卵发育到某种程度后便萎缩，发生死胎、流产。这属于自然淘汰，应庆幸没有留下一个畸形儿。

预防自然流产的措施：

- 在适孕年龄怀孕，不要当高龄产妇或高龄产爸。
- 谨记自己的月经日期以及可能受孕的时间。
- 注意均衡营养，补充维生素与矿物质。
- 养成良好的生活习惯，起居规律，学会稳定情绪和缓解工作压力。
- 改善工作环境，避开有害物质。
- 孕前要检查有无任何感染，必要时先使用抗生素彻底治疗。
- 黄体期过短或分泌不足的妇女在月经中期和孕早期补充黄体素。

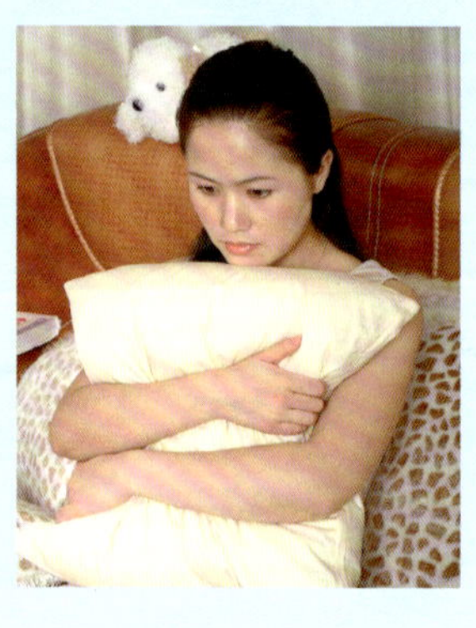

- 若患有内科合并疾病，应先积极治疗，病情稳定后再考虑怀孕。
- 若为子宫颈闭锁不全，最好在孕14～15周行子宫颈缝合术。

28 习惯性流产的预防与保健

习惯性流产是自然流产中的一种类型。自然流产连续发生3次或3次以上，即可诊断为习惯性流产。找出造成习惯性流产的原因，根据原因加以防止和治疗，才能有效地控制其发生。

预防习惯性流产的措施：

- 习惯性流产的妇女应进行详细检查，如妇科B超检查、血液特殊抗体监测、内分泌荷尔蒙测定和夫妻双方血液染色体检查、血型鉴定等。
- 流产后半年以内要避孕，待半年后再次怀孕，可减少流产的发生。
- 夫妇双方同时接受染色体的检查。男方要做生殖系统检查。有菌精症的要治疗彻底后再使妻子受孕。
- 子宫内口松弛者可做内口缝扎术。
- 治疗黄体功能不全的药物使用时间要超过上次流产的妊娠期限。
- 甲状腺功能低下者要保证甲状腺功能正常再怀孕，孕期要服用抗甲低药物。
- 注意休息，避免房事。情绪稳定，生活规律。避免接触有害物质。

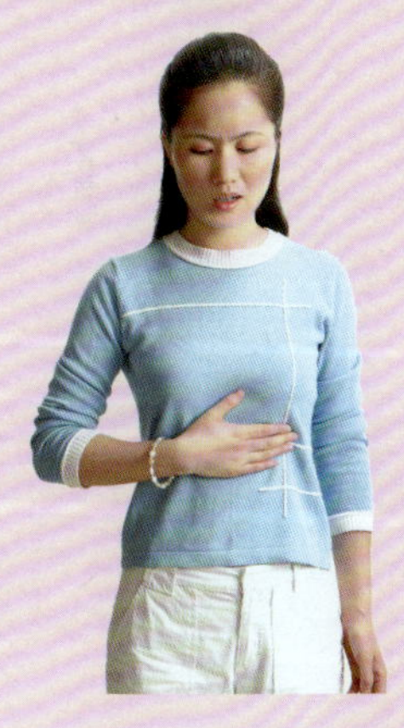

29 准妈妈注意预防病毒感染

病毒感染多发生在冬春季节。孕期的病毒感染易发生在怀孕早期，怀孕早期病毒感染对胚胎发育影响非常严重。准妈妈要注意预防病毒感染。

病毒致畸的机理

病毒致畸的机理在于，病原体通过呼吸道黏膜、口腔、生殖道以及破损皮肤等，进入血液，造成病毒血症，并通过血液侵犯到胎盘及胎儿，形成宫内感染，影响胎儿的正常发育，导致胎儿畸形。

孕3月内最易致畸

胎儿先天性发育异常，与遗传因素、物理因素、化学因素及生物因素有关。其中生物因素主要是指病毒感染。

准妈妈在怀孕的过程中，特别是怀孕初期，前3个月以内，如果感染了致畸病原体，那么胎儿发生畸形的可能性要比正常孕妇高得多。

可能导致胎儿畸形的病毒有以下几种：

1. 风疹病毒
2. 水痘病毒
3. 流感病毒
4. 巨细胞病毒
5. 单纯疱疹病毒

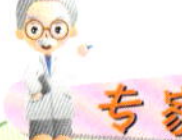

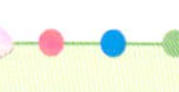

专家提醒

为预防病毒感染，准妈妈应做到以下几点：

1. 加强锻炼，提高免疫力。
2. 孕前实行计划免疫。
3. 孕妇尽量不到公共场所。
4. 注意饮食卫生，增加营养。
5. 预防交叉感染。
6. 受孕期避开易感季节。

30 孕早期要预防风疹病毒感染

什么是先天性风疹综合征

风疹病毒感染是目前发现最主要的导致先天性残疾的生物因素之一。由于受风疹病毒感染的胎儿常常有多个组织的损害，故被称为先天性风疹综合征。先天性风疹综合征最常见的为三联症（耳聋、白内障以及先天性心脏病）患者。风疹病毒感染的危害主要发生在妊娠早期。

孕妇感染风疹病毒对胎儿的影响

孕一月	婴儿先天性残疾的几率高达50%
孕二月	婴儿先天性残疾的几率为22%
孕三月	婴儿先天性残疾的几率为6%
孕四月以后	导致婴儿先天性残疾的机会将更小，但不能完全排除其可能性

先天性风疹综合征的症状

有些感染了风疹病毒的婴儿并不是出生后立即出现先天性风疹综合征症状，而是在出生后数周、数月，甚至数年后才逐渐显现出来。

先天性风疹综合征的预防

先天性风疹综合征无特殊的治疗方法。预防风疹病毒感染是预防先天性风疹综合征的重要措施。未患过风疹者最好的预防办法是接种风疹疫苗。用灭活风疹病毒疫苗进行接种可产生免疫力。接种疫苗后至少应避孕3个月，以免疫苗在孕早期导致感染。如已经怀孕，就不应接种风疹疫苗，以免发生胎儿感染。

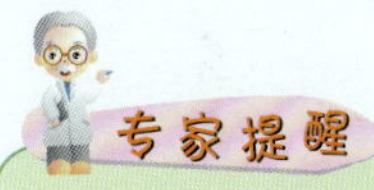

在妊娠早期感染了风疹病毒的孕妇应在妊娠中期进行产前诊断，如发现胎儿已经感染或畸形，应当考虑补救措施。

31 预防神经管畸形

神经管缺陷是在胚胎时期因某种原因使胚胎的神经管不能闭合而发生的胎儿畸形，最常见的神经管缺陷有无脑儿、脊柱裂、脑膨出和脑膜膨出等。

神经管缺陷胎儿由于不能吞咽羊水，同时脑脊膜暴露于羊水中，渗出液增多，孕妇可出现羊水过多。部分孕妇在怀孕20～24周突然出现羊水急剧增加，子宫过度膨胀，患者不能平卧，甚至出现呼吸困难等。

神经管畸形的检测

由于脑脊膜暴露于羊水中，胎儿脑脊液中的甲胎蛋白渗入羊水，使孕妇羊水及血液中甲胎蛋白（AFP）浓度增高。通常在怀孕18～20周根据孕妇血中甲胎蛋白检测和B超检查筛查神经管缺陷。

神经管畸形的预防

孕妈咪在计划怀孕之前和妊娠早期常被建议补充叶酸。研究证明，通过补充叶酸可以将脊柱裂的发生风险降低80%。

神经管畸形的治疗

神经管缺陷多发生在胎儿发育早期，脊柱裂是最常见的一种，会引起胎儿神经损伤和瘫痪。目前此病还不能够治愈，但患者可以接受外科手术、药物治疗和物理治疗缓解病情。

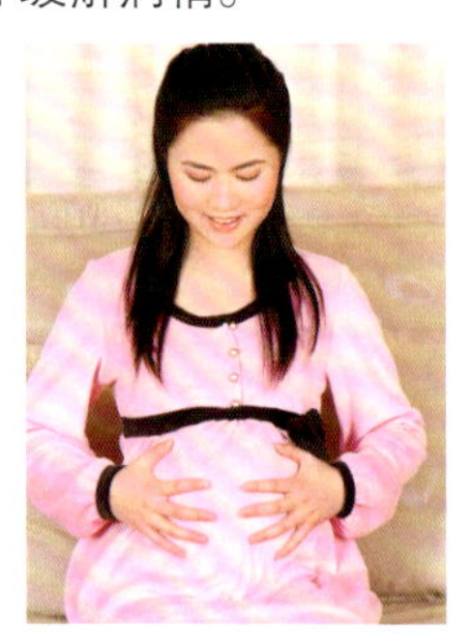

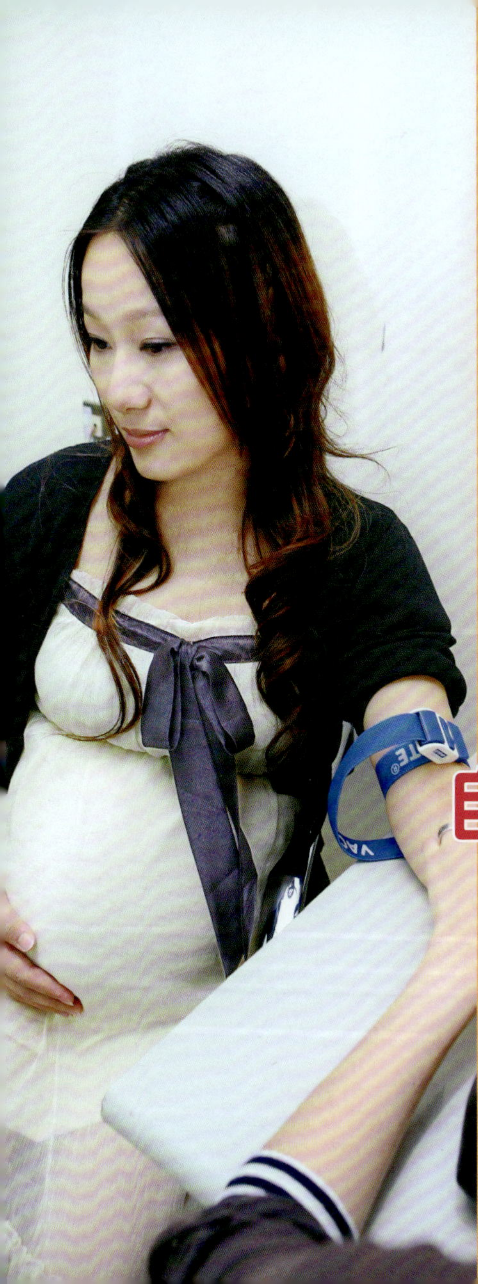

孕中期不适自我调理

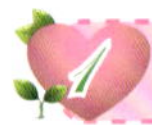

孕四月宝宝的发育状况

在妊娠16周末，胎儿的身长约为16厘米，体重约110克。此时已完全具备人的外形，由阴部的差异可辨认男女，皮肤开始长出胎毛，骨骼和肌肉日渐发达，小手、小足都能做些细微的活动了。

胎儿的内脏大致已形成，心脏跳动活泼，用超音波听诊器可测出小家伙的胎心音。

孕四月孕妈咪的变化

痛苦的孕吐已结束。准妈妈的心情会变得比较舒畅，食欲也较孕2~3月时大大增加。尿频与便秘现象有所改善，并逐渐恢复正常，但阴道分泌物并未减少。

这个阶段结束时，胎盘发育已完成，因为胎盘功能不完善而导致流产的可能性已大大减少，可算是进入安定期了。子宫已有小孩子头部般大小，已能由准妈妈的外表略微看出“大肚子”了。基础体温开始下降，这样的低温状态会持续到分娩。

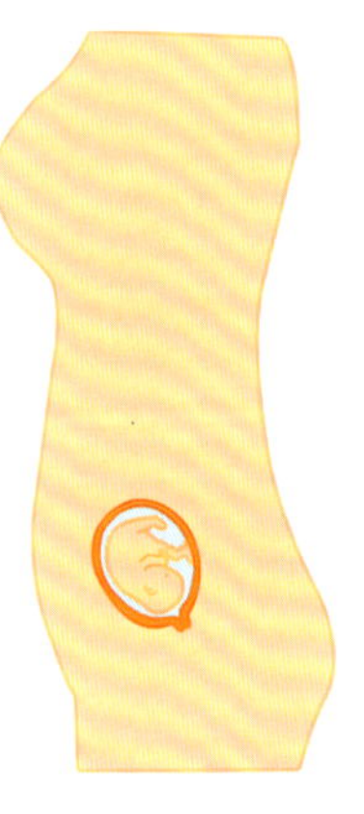

3 孕四月生活须知（13~16周）

● 孕四月，准妈妈已经基本度过妊娠反应期，应充分了解有关怀孕、生产的知识，消除怀孕期间的不安与恐惧，也有助于顺利生产。

● 为使生产变得轻松，最好从现在开始做一些简单的孕妇体操，但要量力而行，千万不要过分勉强。

● 此时，早孕不适基本消失，准妈妈的食欲开始增加，胎儿迅速生长发育。为了保证胎儿健康发育，准妈妈要摄取充分的营养，蛋白质、维生素、矿物质等各种营养素都要均衡摄取，千万不可偏食。

● 再过一个月，准妈妈平时的衣服就穿不上了，应趁着身体情况良好的时候先行准备。加肥、宽松的内衣裤也是必备的怀孕用品。

● 去美容院理发时，可请理发师设计一个易梳理的发型，除看起来清爽外，自己的心情也会变好。

● 准妈妈身体容易出汗，阴道分泌物增多，容易受病菌感染，每天要坚持淋浴，勤换内衣裤。

● 准妈妈可自测逐渐增大的子宫底高和腹围，这样可以很好地监测胎儿的生长情况。

● 准妈妈应注意牙齿保健。

4 孕五月宝宝的发育状况

到孕20周末，胎儿的身长约25厘米，体重约为320克。头的大小约为身长的1/3，鼻和口的外形逐渐明显，而且开始长头发与指甲了。小家伙的全身被胎毛覆盖，皮下脂肪也开始形成，皮肤呈透明的红色。心脏的跳动增强，力量增大。若是女婴，阴道已发育成形。骨骼、肌肉进一步发育，手、足运动更活跃，准妈妈已能感觉到宝宝的胎动了。

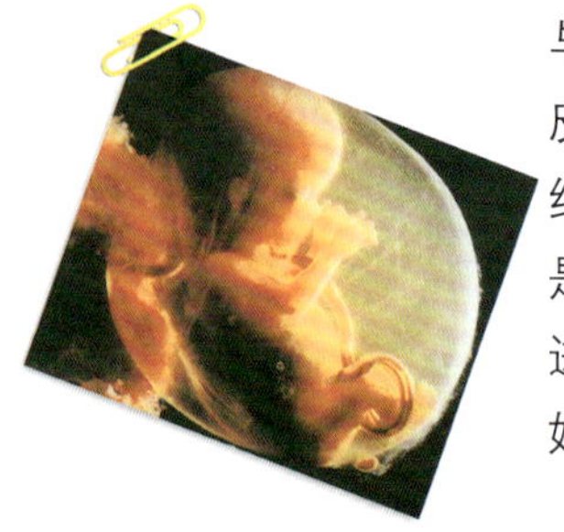

5 孕五月孕妈咪的变化

此时，准妈妈的子宫如成人头般大小，子宫底高度位于耻骨上方15~18厘米处。乳房与臀围变大，皮下脂肪增厚，体重增加，个别孕妇出现踝部浮肿。若前一个月还有轻微的孕吐症状，此时会完全消失，食欲增加，身心到达稳定时期。

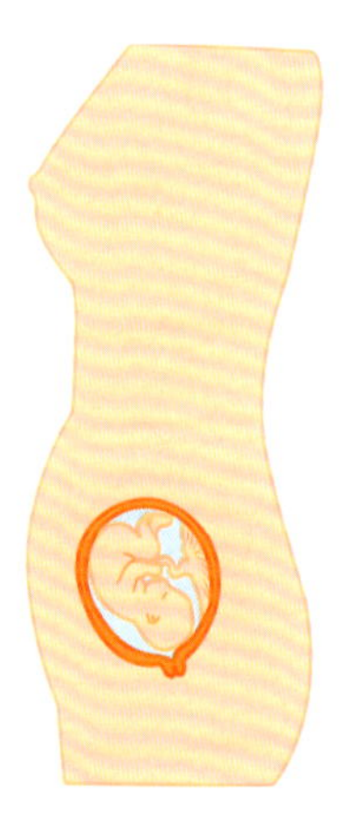

此时准妈妈可轻微觉到胎动，刚开始不太明显，肠管会发出蠕动的声音，会有肚子不舒服等现象。此时，准妈妈常感到口干舌燥，但不发热，这些都是妊娠引起的变化，不是病态，分娩后均可自愈。

孕五月生活须知

孕五月，准妈妈应注意腹部的保温，为预防腹部松弛，最好使用透气、舒适的束腹带或腹部防护套。

乳房胀大，最好换穿较大尺码的胸罩。如果有些许乳汁排出，可用质量可靠的乳垫，以防污染衣物。

腹中的宝宝发育日渐加速，你需要充分均衡的营养，尤其应保证含铁食品的摄取，防止造成母体贫血。勿食用过量的盐和糖。

饮食宜清淡，还应多注意口腔卫生，牙齿如果需要治疗，必须立刻进行。

现在是怀孕期间最稳定和安全的时期，若要旅行或搬家，宜趁此时机，但仍要避免过度劳累。

和丈夫一起参加孕妇学校学习孕产保健的知识，在那里可以了解并预防妊娠期可能出现的各种异常和并发症，学习和了解分娩过程、产褥卫生、产后避孕、孕期及产褥期性生活和育婴知识。目前大力倡导丈夫陪同妻子一起参加孕妇学校的学习。孕妇学校的老师主要为产科医生、助产士及分娩后护理婴儿的护士。

此外，这一时期你应填写围产期保健手册（母子健康手册），并接受手册中的全部检查项目。这些检查很重要，如有遗漏的项目或错过检查机会，均应补查，并记录好检查结果。

胎动是了解胎儿发育状态的最佳方法，应记下初次胎动的日期，以供医生参考。

婴儿用品与分娩时的必要用品可以开始准备了，应该列出清单，趁着现在身体状况稳定时和丈夫一起去采购。

7 孕六月宝宝的发育状况

孕24周末，胎儿身长约30厘米，体重约630克。又过了1个月，宝宝的骨骼更结实了，头发更长，眉毛及睫毛开始长出，脸形也更清晰，已有了几分父母的模样。但宝宝仍然很瘦弱，全身都是皱纹。皮脂腺开始具有分泌功能，分泌出白色脂肪般的胎脂，覆盖在皮肤表面。胃肠开始会吸收羊水，肾脏也能排泄尿液。

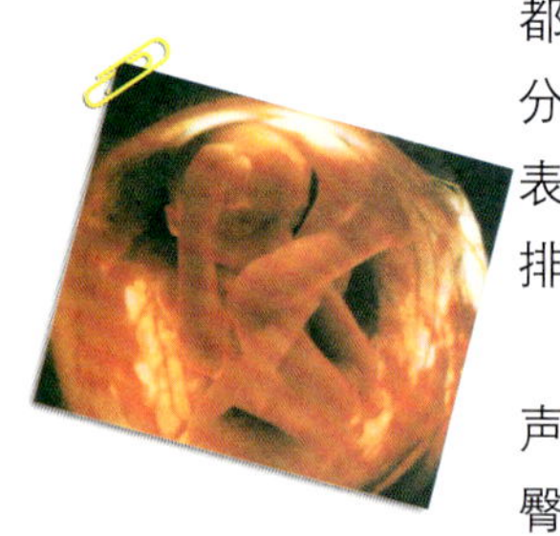

此时已可利用听诊器听到胎儿的声音。医生可在孕妇腹壁摸到胎头及胎臀，从而判断出胎儿在子宫腔的位置。

8 孕六月孕妈咪的变化

孕六月，子宫底高度为18~20厘米，准妈妈肚子会越来越胀大凸出，体重也日益增加，腰部变得更沉重，动作较为吃力、迟缓。

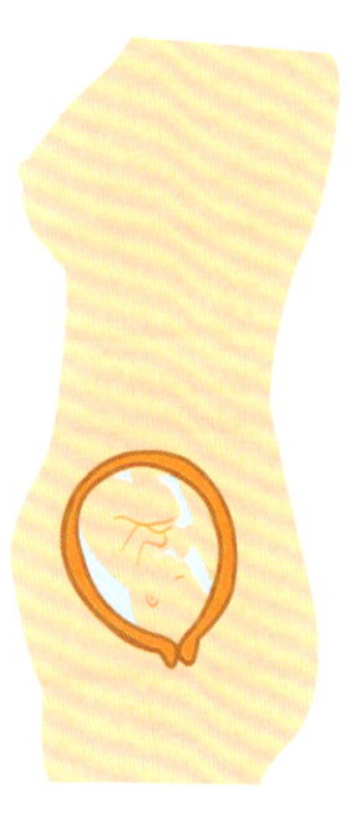

此时，准妈妈乳房的发育更为旺盛，外形饱满，用力挤压时会有黄色稀薄乳汁流出。阴道分泌物仍然大量增加。这一时期，几乎所有的孕妇都能清晰地感觉到胎动。

9 孕六月生活须知（21~24周）

孕妇肚子变大凸出后，身体的重心也随之改变，走路较不平稳，并且容易疲倦。尤其在弯腰向前或做其他姿势时就会感觉疼痛。上下楼梯或爬上高处时，应留意安全。

此时，准妈妈身体已适应怀孕状态，身心趋于畅快。最好多散散步，或做适度的体操，多活动筋骨，并且要保证充分的休息，每日至少睡10小时。短程旅行与性生活不必刻意避免，仍然按照正常的生活节奏即可。

饮食上应均衡摄取各种营养，以维持母体胎儿的健康，尤其是铁、钙和蛋白质的需要量应该增加，但盐分摄入必须节制。

这段时期容易便秘，应该多吃富含纤维素的蔬果，牛奶是利于排便的一种饮品，应多饮用。便秘严重时，最好请教医生。

注意乳头保健，如果准妈妈乳头扁平或凹陷，可用手指将其慢慢捏出来，为以后的哺乳做准备。有早产史或出现子宫变硬等早产症状者不宜按摩或刺激乳头。

可以开始有计划地准备分娩期用品和婴儿用品了，和丈夫商量迎接小宝宝的各种准备。

做一次抽血检查，如患妊娠贫血，应予以治疗。血型为Rh阴性的孕妇，若你的丈夫为阳性时，应检查孕妇血液内有无抗体效价。

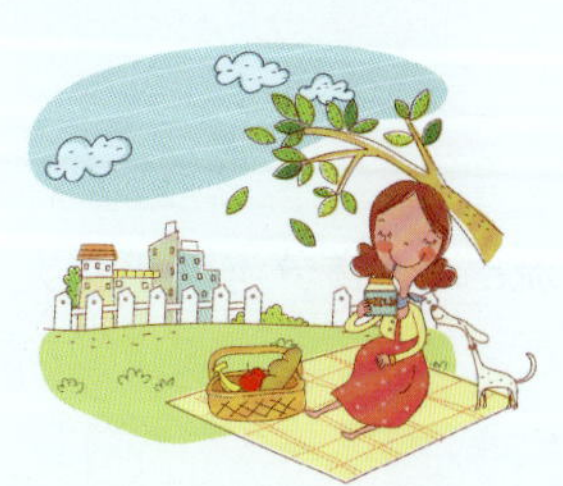

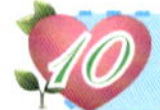

10 孕妈咪缓解工作疲劳有妙招

怀孕期间，如果在办公室做一些简单的布置，就可以舒适地工作，每一点微小的变化都会给准妈妈带来一天的好心情。

- 准妈妈把脚放舒服，可以在办公桌底下放个鞋盒当做搁脚凳，并准备一双拖鞋，需要时换上。
- 穿舒适的鞋，可以选择适合孕妇的长袜或紧身衣。
- 穿宽松舒适的连衣裙。选择弹性较大的衣料，方便坐下或站起。
- 向其他做过母亲的同事寻求帮助。
- 多喝水，在办公桌上准备一个大水杯，随时填满水杯。
- 如果不得不去洗手间，尽快去。
- 在计算机前工作的孕妇更容易受腕管综合征的影响，因此最好将桌椅调整得尽可能舒适些。
- 避免危险的工作场所。
- 自我减压，如果工作压力太大，可尝试一些放松方法，如深呼吸、舒展肢体、做简短的散步等。

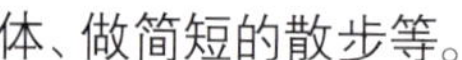

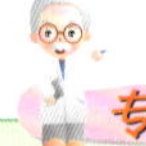

专家提醒

如果同事体贴细心地照顾你，你应愉快地接受。在人生旅途里，孕期是一个非常特殊的时期，所以不必感到害羞，坦然接受别人的帮助，并表示感谢。

11 准妈妈心情烦躁怎么办

准妈妈为什么容易心情烦躁

怀孕后准妈妈情绪容易产生波动，这会对自身和胎儿造成不良影响。面对不良情绪，该怎么化解呢？

准妈妈可以把怀孕时产生的心理问题一一列出，可咨询专业医师或妈妈教室的护理人员。学习生产法能帮助控制和放松肌肉，在疼痛时转移注意力，减轻对生产的陌生感与恐惧感，从而充满信心地迎接生产。

准爸爸的陪同将使准妈妈更有安全感，还可让夫妻共同学习生产知识。准妈妈可从事一些感兴趣的活动，如种花、看书、听音乐等，或与亲友聊聊天，将不良情绪宣泄出来。如果忧虑感比较严重，可向专业人员进行咨询，以缓解不良情绪。

准妈妈心情烦躁的饮食对策

- 准妈妈应多吃能开胃健脾、使心情愉悦的食品。枣可减轻疲劳，使人精神抖擞，充满力量；菠菜可调和身体机能，维持人体的酸碱度，有助于舒缓心理压力；红萝卜不仅可使心情愉悦，而且还能防止衰老，一举两得。

- 准妈妈应少吃容易产气的食物，如豆类、洋葱等，可避免心情烦躁。

- 烹调食物时，应注意食物的形、色、味，多变换食物的形状，引起准妈妈的食欲。通过饮食改善妈妈的心情，但要注意减少每次进食的量，少食多餐。

- 改善准妈妈的就餐环境可以转换情绪，激起准妈妈的食欲，从而借助食物缓解准妈妈烦躁的心情。

12 孕期胃部烧灼怎么办

孕期胃部烧灼的发生原因

准妈妈在孕期常有胃部胀气和饱满感，有的准妈妈还经常出现胃部烧痛和返酸水。胃部烧灼痛是因为孕期胃部的肌肉蠕动变得迟缓，胃液停滞不前，加上有时胃部逆行蠕动，使胃酸从胃里返流到食道引起的。

胃部烧灼的饮食对策：

按时进食

吃好每一顿正餐，不要让胃空着。

少食多餐

少食多餐是防止胃烧灼痛的好办法。包括下午茶和宵夜在内，一天可进食4~5次。

拒绝刺激性食物

忌吃过酸的食物、味道浓烈的食物和碳酸饮料。这种食物和饮料会刺激胃酸分泌，加重胃部烧灼痛。

就医指征

如果胃部疼痛同时伴有恶心、呕吐，更典型的症状是随后疼痛转至右下腹，要小心是否发生了急性阑尾炎。如果胃部烧灼痛的同时，伴有恶心和发热，并且进食后疼痛加重，需及时就医。

13 准妈妈为何会眩晕

妊娠初期，伴随胎儿和胎盘循环的建立，有些孕妇容易出现眩晕和昏倒现象，这主要与血液供应不足，不能应付循环系统的迅速扩充有关。

妊娠中期以后，膨胀的子宫对血管产生压迫，当孕妇突然从卧位站立时，血压突然降低，导致脑部血液供应减少，孕妇往往会出现眩晕和昏倒的现象，这称为体位性低血压。

当血糖低时，孕妇也会感到眩晕或昏倒。一般情况下，这种现象与进食时间间隔太长有关。准妈妈只要少量多餐，两次正餐之间吃点小零食，如葡萄干或饼干等，就可迅速提高血糖水平。

如果觉得头部轻飘飘的，或者感到自己快昏倒了，应马上平躺下来，把脚抬高，或者坐下，把头垂在两腿之间，直到眩晕消失为止。如果准妈妈由于低血压或低血糖而眩晕昏倒，容易发生跌倒碰撞事故，从而殃及腹中的宝宝。因此准妈妈要积极防治低血压和低血糖，尽量避免眩晕或昏倒。

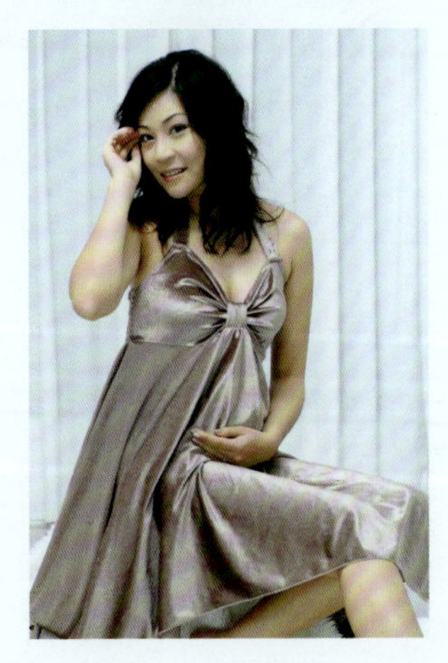

在温度较高的环境中工作、生活或衣服过厚也易发生眩晕。最好的方法是离开闷热的环境，或到窗户旁边呼吸新鲜空气。脱掉外套，把衣扣松开也可缓解眩晕感。也可单腿跪下，并向下屈身，动作如同系鞋带。

准妈妈如何应对孕期失眠

妊娠中晚期，准妈妈的失眠现象有所增多，主要原因是精神疲劳和不安。准妈妈白天可适当运动，如有轻度的疲劳感，就能自然入睡。如果失眠不断出现，可按摩头部，或向医生请教，或采取以下措施：

预防孕期失眠的措施：

- 避免饮用含咖啡因的饮料。
- 临睡前不要喝过多的水或汤，晚饭少吃。
- 养成有规律的睡眠习惯，固定睡眠时间和起床时间。
- 睡觉前不要做剧烈运动，应放松神经，可泡个温水澡、喝杯热牛奶等。为避免腿抽筋让准妈妈惊醒，要保证膳食中有充足的钙。
- 可参加瑜伽学习班，学习放松心情。如果恐惧和焦虑使准妈妈不能入睡，就要向医生请教。失眠时可看看书，听听音乐，看看电视，过一阵也许就能入睡了。

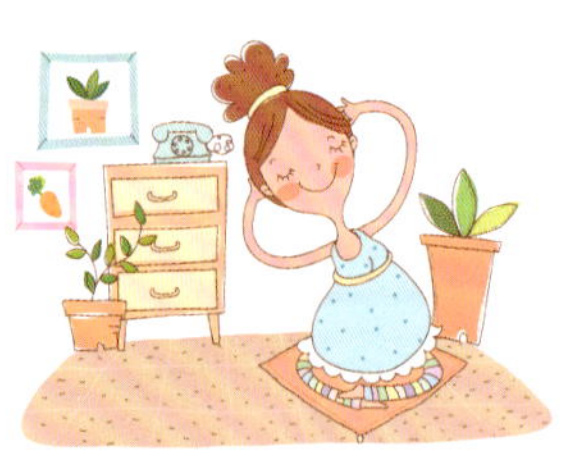

15 孕期种种疼痛

疼痛是孕期常见的症状，疼痛的范围可遍及全身多个部位，疼痛可以是妊娠期的正常生理现象，也可能是严重疾病的表现。

头痛

有些孕妇在孕期可出现头痛，通常程度较轻，是常见的妊娠反应。但若在妊娠最后3个月突然出现头痛，要警惕是否是子痫的先兆，特别是严重浮肿和高血压孕妇，尤应注意，要及时诊治。

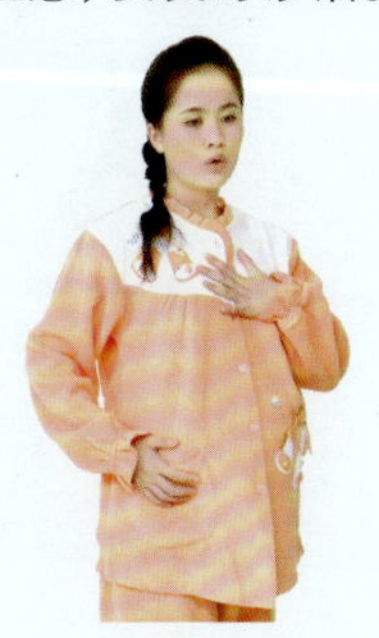

胸痛

孕妇胸痛好发于肋骨之间，犹如神经痛，可能与孕期缺钙或膈肌抬高有关。可适当补充钙剂，或进食富含钙质的食物。

上腹部疼痛

怀孕期间由于子宫的压迫，少数孕妇可出现上腹部不适。患有妊娠期高血压疾病的孕妇如出现右上腹部疼痛，则提示病情严重，并应警惕肝包膜下出血。

臂痛

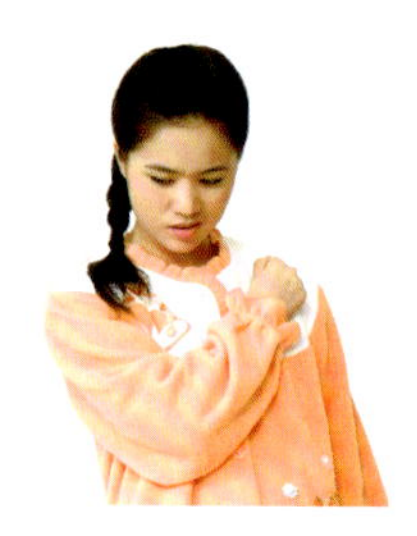

在妊娠末期，有的孕妇会感到手臂疼痛，这主要与孕期脊椎骨变化，压迫脊椎神经有关。应避免做牵拉肩膀的动作，以减轻疼痛。

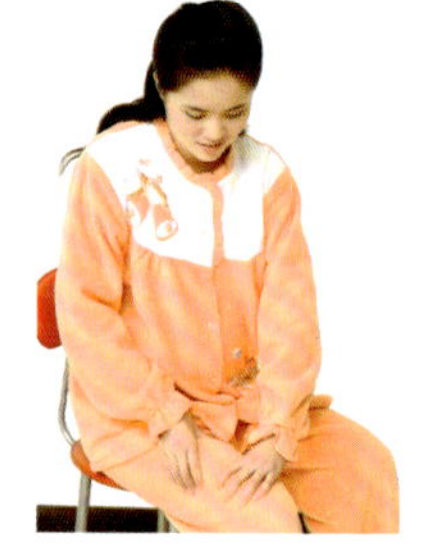

腿痛

孕妇腿痛常由腿部肌肉痉挛所致，主要与孕期缺钙和B族维生素缺乏有关，可通过口服钙剂和复合维生素B片来缓解疼痛。

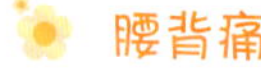

腰背痛

随着怀孕进程的推进，不少孕妇会感到腰背疼痛，大多因为过度挺胸而导致脊柱痛。一般在晚上及站立过久后疼痛加剧，应减少直立体位，经常变换体位，再加上适当运动，疼痛会有所减轻。

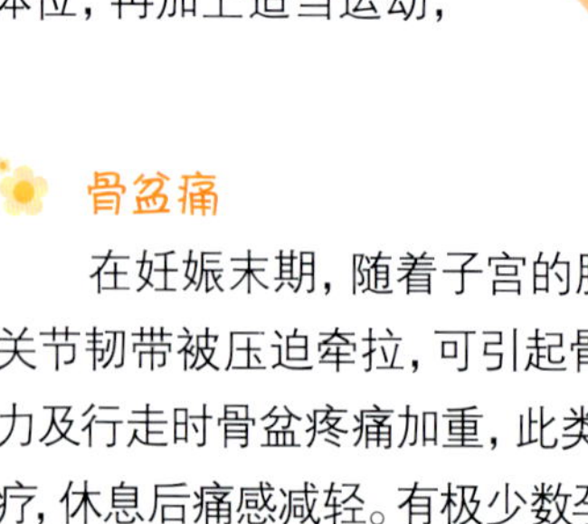

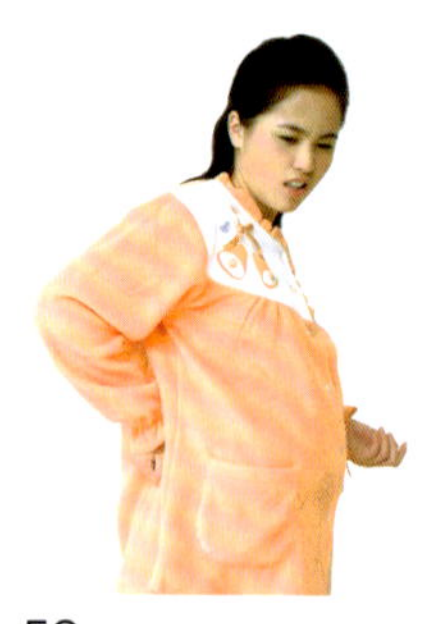

骨盆痛

在妊娠末期，随着子宫的胀大，骨盆的关节韧带被压迫牵拉，可引起骨盆疼痛。用力及行走时骨盆疼痛加重，此类疼痛无需治疗，休息后痛感减轻。有极少数孕妇由于耻骨联合部位的韧带被过度牵拉，发生“耻骨联合分离症”，一般在产后半年内可自愈。

16 孕期为何变丑

准妈妈在孕期出现的体表生理变化是暂时性的，只要加强自我保护即可。妊娠结束后，这些变化就会逐步消退，直至恢复常态。

妊娠斑和血管痣

妇女在怀孕以后，体内分泌出大量的雌激素和孕激素，这些物质可促使妇女乳晕、外阴部及全身色素沉着，面部出现妊娠斑。

怀孕2~5个月时，准妈妈眼皮和皮肤菲薄部位可出现红色或蓝色的血管网等，严重时会影响容颜美观。

要避免和减轻这些体表变化，孕妇应注意多吃新鲜蔬菜、水果，特别是富含B族维生素和维生素C的食物，不要在烈日下行走，不吸烟不喝酒，不吃辛辣刺激性食物，不使用低劣变质的化妆品，少用肥皂洗脸洗身。

变胖和下肢静脉曲张

大部分孕妇在怀孕期间都会逐渐变胖，失去原有的曲线美。随着胎儿的发育，孕妇的血压也会相对升高，下肢静脉回流受阻，约有40%的孕妇可发生下肢静脉曲张，腿部出现淡红色或紫红色的线状萎缩纹。

为防止和减轻这些症状，孕妇在妊娠期间营养不可过量。需定期进行孕期体检，若血压过高，下肢浮肿明显，则应及时利尿降压。

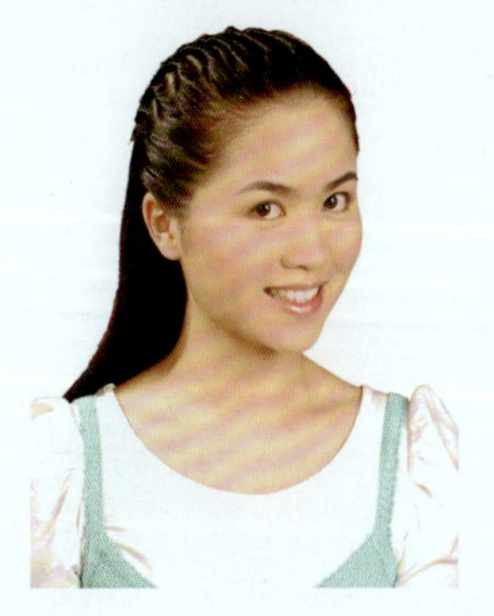

17 孕期皮肤保养有绝招

准妈妈在孕期的皮肤会发生某些变化，一般分娩后即能恢复。如果在孕期注意保养和护理，仍能漂亮地度过这段非常时期。

麻烦1：色素沉着

保养绝招：色素沉着会在产后改善。准妈妈在孕期应注意防晒，补充富含蛋白质、维生素B_1、维生素C的食品，控制色素加深。

麻烦2：皮肤血管扩张

保养绝招：孕期由于体内雌激素水平增高，会引起微血管扩张，孕妈咪的皮肤易出现红色或蓝色的血管网。要注意避免日晒、摩擦、化学药品、花粉等刺激。血管扩张在产后7周内消失。

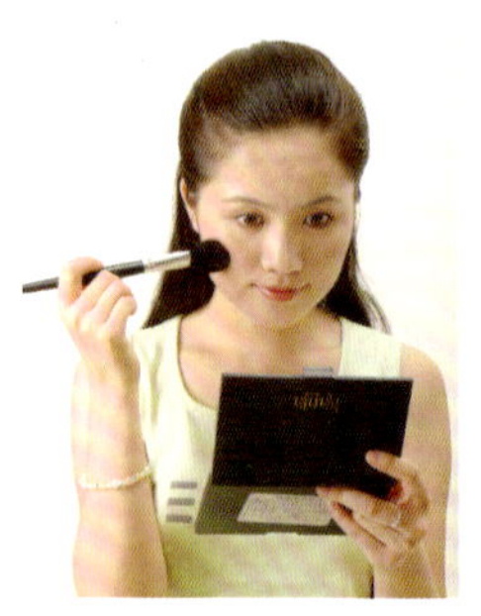

麻烦3：黄褐斑

保养绝招：在孕期不是所有的孕妈咪都会出现黄褐斑，即使出现黄褐斑，也会在分娩后自然淡化。日晒后黄褐斑会加重，要注意防晒。莫乱用祛斑类化妆品，否则会适得其反。

麻烦4：皮肤肿瘤

保养绝招：孕期出现的表皮肉垂部分会在产后自然脱落。大腿部分的小肿瘤会一直存在，最好请教医生。

麻烦5：蝴蝶斑

蝴蝶斑是由于怀孕期间时孕妇体内孕激素和雌激素的分泌增加，使局部色素沉着，或者由于脑垂体前叶分泌较多的黑色素细胞刺激素引起。妊娠期间阳光照射较久、饮食不当、精神状态不佳和遗传因素等也可引起蝴蝶斑。一般在分娩后半年左右可自然消退。但也有少数孕妇的蝴蝶斑在分娩后不消退，影响面容。

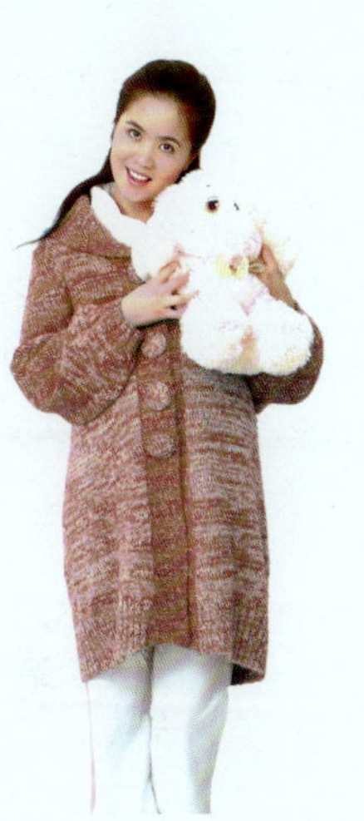

保养绝招：准妈妈在整个孕期应避免阳光直接照射面部，不吃辛辣等刺激性强的食物，动物脂肪也应少吃。每天早、中、晚至少洗三次脸，用优质天然洁肤品，少化彩妆。保持轻松、愉快、平静的心情，睡眠充足，生活有规律，适当参加文体活动。

18 孕期皮肤护理四法

妊娠期间，由于激素的作用，准妈妈的皮肤会失去光泽，稍不注意还会变得非常粗糙。准妈妈该如何保养皮肤呢？

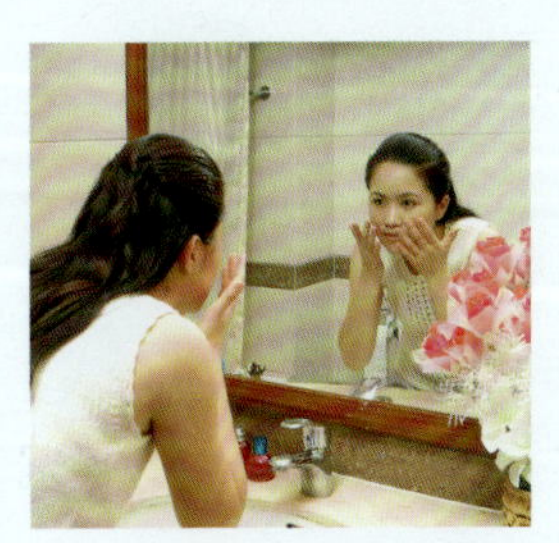

方案A：洗脸

妊娠期的美容重点就是洗脸。早晚洗脸各1次，使用平时常用的洗面奶，仔细地洗，洗干净后抹上必要的护肤品。夏天是容易出汗的季节，要增加洗脸次数。不仅可以洗掉油垢，还可为皮肤增加水分，使皮肤湿润光滑，富有弹性。

方案B：防晒

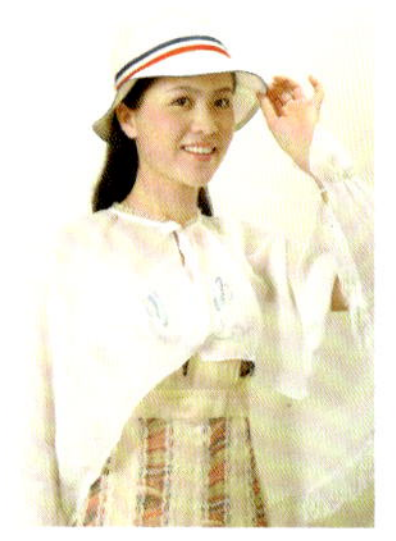

由于激素的作用，孕妇脸上容易长雀斑，受紫外线照射也容易长雀斑，所以不要让强烈的直射阳光照在脸上和其他无遮盖的皮肤上。阳光强烈时，外出最好打伞或带遮阳帽，脸上还可抹些防晒霜，以保护皮肤。

方案C：按摩

妊娠期间，孕妇每天都应进行脸部按摩。按摩既可加快皮肤的血液流通，增进皮肤的新陈代谢，保护皮肤的细嫩，还可使皮肤的机能在产后早日恢复。

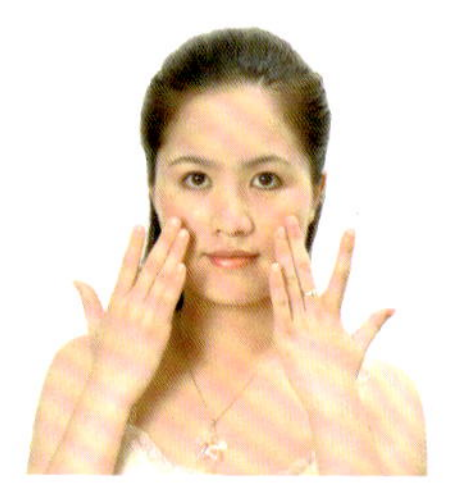

按摩要领如下：先用洁面膏擦掉脸上的污垢，或用温水洗净，然后用毛巾擦干。在脸上均匀地抹上按摩膏，然后用中指和无名指从脸的中部向外侧螺旋式按摩约50次。按摩完毕后，用一条拧干的热毛巾擦拭一下。

方案D：擦搓脸和手

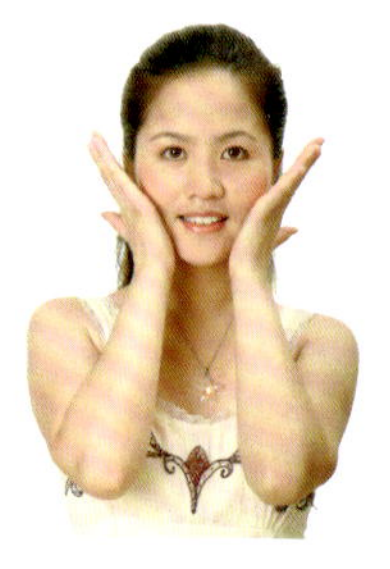

平时先将两手互相擦搓，主要是手背部，经过20~30次的擦搓，手会发热，再用双手的手心部放在两侧脸上，上下擦搓，力不要大，但要落实，上下擦搓约50次即可。擦搓时，要用手指擦搓眼窝、鼻夹和耳部，使脸全面擦过。这种做法的目的主要是促进手和脸的皮肤血液循环，增强皮肤的抵抗力。

19 孕期如何预防粉刺

准妈妈怀孕后，胎盘和卵巢中雌激素和黄体酮的分泌量会剧增，受激素的影响，原来干性皮肤的人可能会转化为油性皮肤，很容易长出粉刺。

每次来月经前会长粉刺的准妈妈怀孕后就特别容易长粉刺，不过也不用太担心，分娩后随着激素水平的降低，脸上的粉刺也会自然消失。准妈妈长粉刺时，最好不要口服药物或涂抹药物，因为药物一般短期内难以见效，使用时间过长又容易对胎儿产生不良影响，有些药物甚至会导致胎儿畸形。正确的处理方法是，注意平时的饮食，护理好皮肤，以减少粉刺的出现。

方法一：睡眠充足，消除压力

不仅激素会影响粉刺的生长，压力也是促进粉刺生长的原因之一。所以准妈妈应尽量保证充足的睡眠，每天必须睡足8个小时，同时还要放松心情，缓解生活压力，尽量多想一些开心快乐的事情，让心情愉悦，这样有助于皮肤美观和胎儿健康。

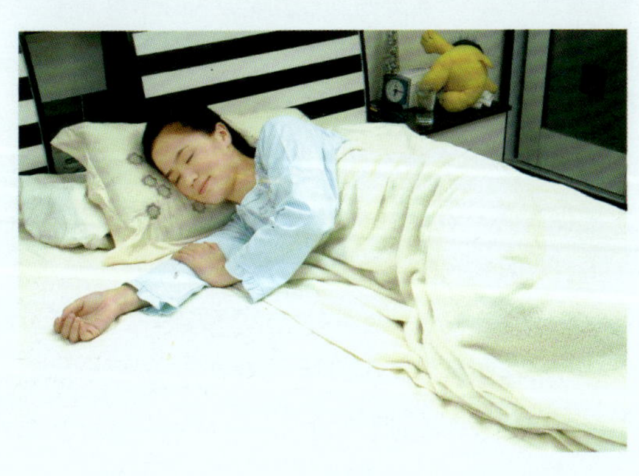

方法二：减少糖和脂肪的摄入量

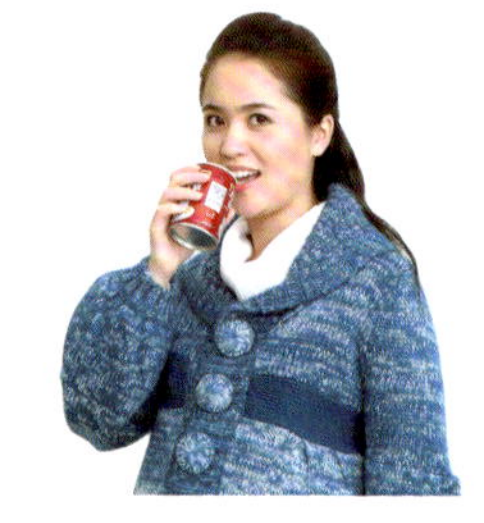

尽管孕期没有必要过分限制饮食，但是如果准妈妈长粉刺现象很严重，就应减少脂肪、热量及糖的摄入量，多吃绿色蔬菜，饮食要清淡。

方法三：使用刺激性小的化妆品

准妈妈早上用洗面奶仔细清洗，晚上洗脸时，应先涂抹清洁霜，用棉纸擦拭干净后，再用弱酸性洗面奶洗脸，在这个过程中，要反复搓洗，使洗面奶充分发泡，然后再用清水反复冲洗。最好开始用温水洗，最后用凉水洗。

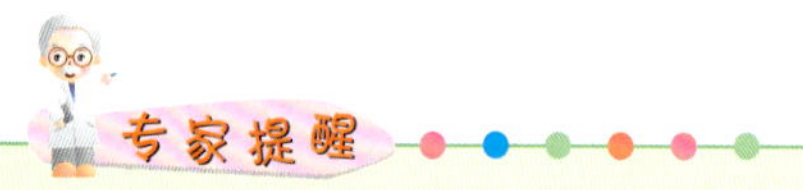

(1)不要挤压粉刺

不要用手挤压未成熟的粉刺，以免损伤皮肤。等到粉刺发黄，中间有脓包突出时，洗干净脸和手，然后轻轻地挤掉突出的粉刺脓包。

(2)不能随意涂抹粉刺软膏

治疗粉刺的软膏含有抗生素及维生素E诱导体，会对胎儿产生不良影响，甚至在准备怀孕的1 个月前都应禁止使用。此外，粉刺治疗剂的主要成分还有导致胎儿畸形的严重副作用。如果粉刺长得过于严重，应到正规医院的皮肤科向医生咨询，寻找一种不会对胎儿产生影响的安全疗法。

20 向妊娠纹说NO

妊娠纹一经形成，一生都不会消失，会让爱美的准妈妈感到烦恼不已。准妈妈要注意预防妊娠纹。

约有90%的妇女在孕期会在胸部、臀部及腹部皮肤产生类似锯齿状的粉红色条纹，产后变成银白色，这就是妊娠纹。准妈咪皮肤内的胶原纤维因荷尔蒙紊乱变得脆弱，肚子里的小宝宝在不断发育，使皮肤组织牵拉过度，弹性纤维逐渐断裂，透出皮下血管的颜色，便形成妊娠纹。

妊娠纹与遗传有关，如果准妈妈的母亲出现过妊娠纹，那么准妈妈自己一定要注意预防。如果准妈妈的皮肤原本弹性就很好，就可能在怀孕后无任何妊娠纹痕迹。

预防妊娠纹的具体方法

- 坚持锻炼身体，从打算要宝宝的那一天起，就应坚持做仰卧起坐、俯卧撑等运动，怀孕后要适可而止。
- 坚持用冷水擦浴来增强皮肤的弹性，使皮肤的弹性纤维在承受压力时不易断裂。

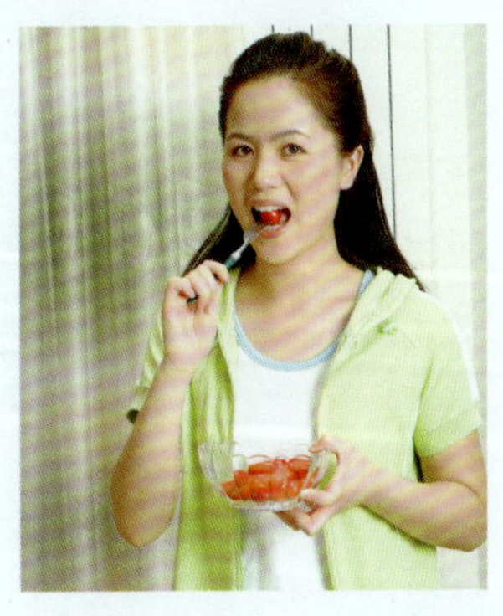

- 注意均衡的饮食营养，尽量多吃富含维生素的水果和蔬菜。
- 尽量控制孕期体重持续稳定地缓慢增长。

从怀孕初期到产后一个月，每天早晚取适量抗妊娠纹乳液涂于腹部、髋部、大腿根部和乳房部位，并用手做圆形按摩，使乳液完全被皮肤吸收，可减少皮肤的张力，增加皮肤表层和真皮层的弹性，让容易产生妊娠纹的皮肤较为舒展，以减少妊娠纹的出现。

精彩链接

怀孕体重增长标准

从怀孕第4个月起，准妈妈的体重可增加4~5千克。

从怀孕第7个月起，准妈妈的体重可增加约5千克。

每周体重约增加0.35千克，最多不超过0.5千克。

整个孕期体重增加不应超过12千克。

21 解读妊娠瘙痒症

很多孕妈咪以为瘙痒无关紧要。发生在孕期的皮肤瘙痒若由妊娠瘙痒症引起，腹中宝宝发生意外的危险系数则将会增加。

妊娠瘙痒症又叫妊娠期肝内胆汁淤积症。发生此病时，胆汁不能正常排出体外，淤积在末梢血管的胆汁刺激神经末梢，引起痒感。 妊娠瘙痒症对胎儿有潜在危险。胆汁淤积在胎盘中，使胎盘的绒毛间隙变窄，胎盘血流量减少，准妈妈与胎儿间物质交换和氧供应受到影响，引发早产、胎儿宫内生长受限、胎儿窘迫，甚至死亡。

准妈妈出现皮肤瘙痒时，若同时存在下列情况，可能为妊娠瘙痒症，须及时就医。

瘙痒持续3天以上，在没有治疗的情况下，妊娠瘙痒通常持续到分娩。当瘙痒持续3天仍没有消失时，必须去医院检查。

瘙痒处无皮肤损害。患皮肤病时，一般局部有小疹子出现，妊娠期瘙痒症没有。

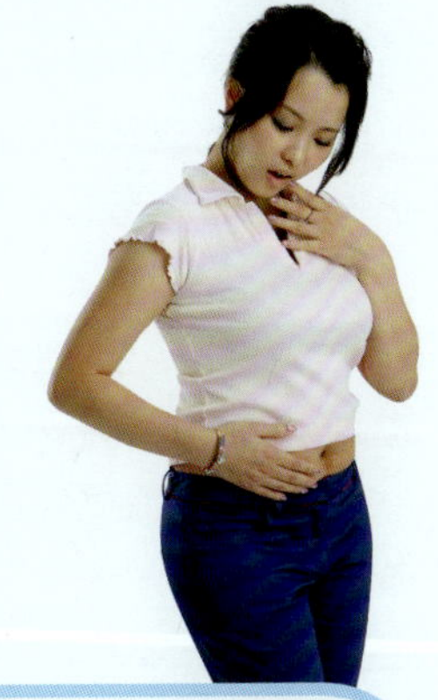

角膜有轻微的黄染，或小便有点黄，妊娠期瘙痒症引起肝功能轻微损害，产生黄疸。不过一般黄疸程度很轻，所以不容易察觉。

上次怀孕发生过皮肤瘙痒，然后不明原因地胎死腹中。据医学统计，上次怀孕发生了妊娠瘙痒症，以后怀孕再发生此病的几率很高。

Q：患有妊娠瘙痒症的准妈妈，除在医生指导下治疗外，平日需注意些什么呢？

A：自数胎动最重要。准妈妈本人比医生更容易了解自己宝宝的胎动是否正常，因此学会正确数胎动，就能当胎儿发生宫内缺氧时，在第一时间就医。

当瘙痒出现时，即使还未去医院确诊是否为妊娠瘙痒症，就要开始数胎动。每日早、中、晚各1次，每次1小时。

对付妊娠瘙痒症引起的皮肤瘙痒，除了使用医生开出的止痒药物外，日常生活中的一些除痒办法，有时能帮你迅速减轻皮肤瘙痒。

22 孕期鼻出血怎么办

妇女怀孕后，血中雌激素量是妊娠前的25～40倍。在雌激素的影响下，鼻黏膜肿胀，局部血管扩张，易破损出血。准妈妈通常只单侧鼻孔出血，出血量不多，或仅鼻涕中夹杂血丝。鼻出血的部位多数在鼻中隔前下方，只需压紧出血侧的鼻翼，或塞一小团干净的棉花再压一下即可止血。

若双侧鼻孔出血，可用拇指和食指紧捏两侧鼻翼，压迫出血区，时间稍微长些（5分钟左右）；再在额鼻部敷上冷毛巾或冰袋，促使局部血管收缩，可减少出血和加速止血。如果血液流向鼻后部，一定要吐出来，不可咽下去。倘若采用上述措施鼻出血仍然继续，则须赶快去医院耳鼻喉科就诊。

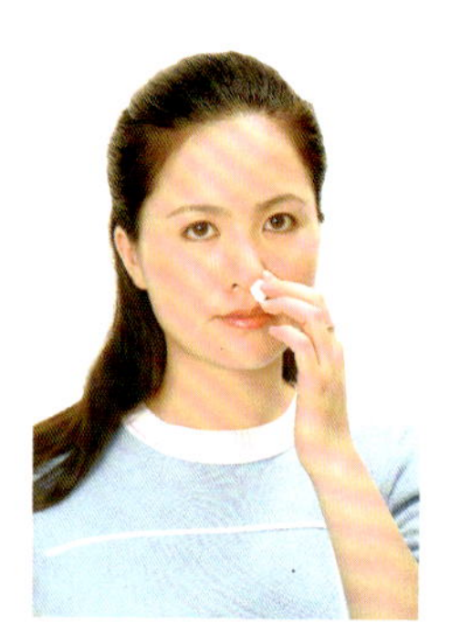

23 孕期消化不良怎么办

怀孕后，孕妇体内的孕激素含量增加，胃肠蠕动减弱，胃酸分泌减少，加上逐渐增大的子宫压迫胃肠，因此会出现食欲不振、恶心、呕吐等消化不良症状。

孕妇消化不良一般不需要药物治疗，只要通过合理的饮食调配，都可得到改善。食欲不振时少吃多餐，择其所好，吃些清淡易消化的食物，少吃甜食及不易消化的油腻荤腥食物。食欲改善后，可多吃富含蛋白质的食物，如肉类、鱼虾和豆制品等。

24 孕期贫血的防治

年轻女性多有贫血倾向，怀孕后由于血液被稀释及消耗量的增加，就更容易出现贫血。

贫血严重的孕妇怀的宝宝也容易贫血，临产后产妇会出现宫缩无力，容易导致难产或产后出血等，所以准妈妈发现贫血后应及早治疗，及时补充硫酸亚铁、维血康、叶酸、维生素C等。此类药物的缺点是对胃有一定的刺激，且不易吸收。所以，预防贫血的最佳方法是在日常饮食上多摄取富含铁质的食物。

多吃富含铁质的食物

富含铁质的食物有动物肝脏、贝类、海藻类、大豆及深色蔬菜等，鱼、肉、蛋、乳制品中也富含铁质。

多吃富含维生素C的蔬果

富含维生素C的蔬菜和水果有促进食物中铁质被吸收的作用，具有间接预防贫血的功能。所以，同时服用适量的维生素C，多吃水果，都可促进铁质吸收，在预防和治疗贫血方面能起到积极的辅助治疗作用。

预防贫血辅助食疗三例

枸杞粥

枸杞子30克，粳米100克，煮粥。孕妇常食，可辅助治疗妊娠贫血。

香菇红枣

取水发香菇20克，红枣20枚，猪瘦肉150克，加姜葱末、盐、料酒、白糖隔水蒸熟食用。常食可辅助治疗妊娠贫血。

菠菜粥

将菠菜放入沸水中烫数分钟后，切碎，放入煮好的粳米粥内，可防治孕期贫血。

25 准妈妈忌食过敏食物

准妈妈如果食用某些食物发生过敏，不仅会引发流产、早产，还可导致婴儿患多种疾病，直接损害某些器官，如肺、支气管等，从而导致胎儿畸形或罹患疾病。准妈妈应从下面几个方面预防过敏：

- 以往吃某些食物发生过过敏现象的，孕期应忌食。
- 不吃过去从未吃过的食物。
- 食用某些食物后如发生过敏现象，应立即停止食用。
- 不吃海产鱼、虾、蟹、贝壳类等易过敏的食物。
- 不吃辛辣刺激性食物。
- 肉、肝、肾、蛋、奶、鱼等蛋白质类食物应烧熟煮透。

准妈妈不宜多食的食物

八角
茴香
五香粉
五香粉
小茴香
花椒
辣椒
桂皮
羊肉
狗肉
洋参丸
人参
胡椒粉

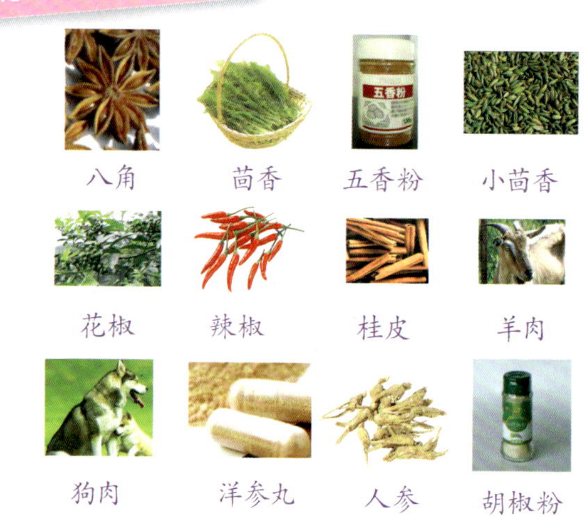

26 便秘的预防和保健

孕妇容易出现便秘，可能是由于肠管平滑肌正常张力和肠蠕动减弱，腹壁肌肉收缩功能降低，加上饮食失调，如食物过于精细或偏食，食入的粗纤维过少，或饮水太少以及运动量减少等因素所造成。到妊娠晚期，增大的子宫和胎儿先露部压迫直肠，也能导致排便困难。

患便秘的孕妇，轻者食欲减低，导致肠功能失调，严重者诱发自身中毒。这是因为体内许多代谢产物要通过粪便排出，重度便秘时，在肠管内积聚的代谢产物又被吸收而导致中毒。这对孕妇和胎儿都是不利的。

便秘的预防和治疗措施

- 准妈妈要养成定时大便的良好习惯，不管有没有便意，在晨起、早餐后或晚睡前都应按时去厕所，久而久之，就会养成按时大便的习惯。
- 准妈妈要多吃富含纤维素的蔬菜和水果。
- 适当进行轻量活动，促进肠管运动增强，缩短食物通过肠道的时间，增加排便量。
- 可在每天早晨空腹饮一杯温开水，可刺激肠管蠕动，有助于排便。
- 蜂蜜有润肠通便的作用，可调水冲服。
- 便秘严重时，可以向医生求助，禁用蓖麻油泻剂，以免引起流产。

27 痔疮的预防和处理

孕妇很容易患痔疮。这是因为妊娠期间，盆腔内的血液供应增加，长大的子宫压迫静脉，造成血液的回流受阻，再加上妊娠期间盆腔组织松弛，都会使痔疮发生或加重。

痔疮的早期症状是粪块外表有血迹或大便后肛门滴血，严重者可出现大出血。内痔一般有坠胀感，大便时可脱出肛门外，便后可自行恢复。不能恢复者可引起嵌顿水肿，发生疼痛。外痔有发胀及瘙痒感，并发炎症或形成血栓性外痔时，疼痛剧烈，行走困难，坐立不安。反复出血者可导致贫血。分娩后，上述因素会自然消失，痔疮的症状也会得到改善，甚至消失。

如果在妊娠期间对脱出来的痔疮进行套扎、冷冻、激光等特殊治疗或手术切除，孕妇会冒一定风险。因此，只要不是大量或经常出血，还是等到分娩后再进行彻底治疗。

痔疮的预防和治疗措施

- 要保持大便通畅，防止出现便秘。
- 妊娠期间应以食疗为主，多吃含粗纤维的蔬菜和水果，如韭菜、香蕉、梨等，常食用润肠通便的食品，如蜂蜜等。少吃辛辣食物。
- 上厕所应采取蹲坑式，排便时间不宜过长。手纸宜柔软洁净，内痔脱出时应及时慢慢托回。
- 促进肛门局部的血液循环，帮助静脉回流，可用1∶5000高锰酸钾溶液坐浴。

◎ 内裤要经常洗换，保持清洁。

◎ 如果排便时痔疮脱出，应洗净肛门，躺在床上，垫高臀部，在纱布上放些食用油，手拿油布将痔疮轻轻推入肛门深处，然后塞进一颗肛门栓。不要马上起床活动，做提肛运动5~10分钟。若在走路、咳嗽时痔疮脱出，按上述方法处理后，在肛门口还要用多层纱布固定。可用1%~2%的苏打水坐浴，保持外阴清洁。

28 孕妈咪腹泻怎么办

如果准妈妈每日大便次数增多，便稀，伴有肠鸣或腹痛，这就是发生了腹泻。腹泻对准妈妈和胎儿都不利。

腹泻常见的原因有肠道感染、食物中毒性肠炎和单纯性腹泻等。对于轻微单纯性腹泻，一般调整饮食即可，对孕妇不会造成多少损害。由于肠道炎症引起的腹泻，大便次数会明显增多，容易引起子宫收缩，从而导致流产；当细菌性痢疾感染严重时，细菌中的毒素还可波及胎儿，严重者还有发生流产或早产的危险。因此，孕妇一旦发生腹泻，要立即进行治疗。

◎ 进行抗感染治疗，可以遵照医嘱，选用对母子较安全的药物；忌用四环素类、喹诺酮类、磺胺类、甲硝唑等药，以免对母亲和胎儿造成不良影响。

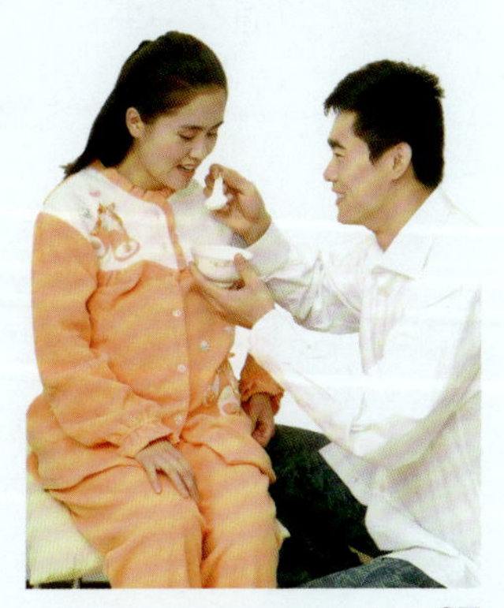

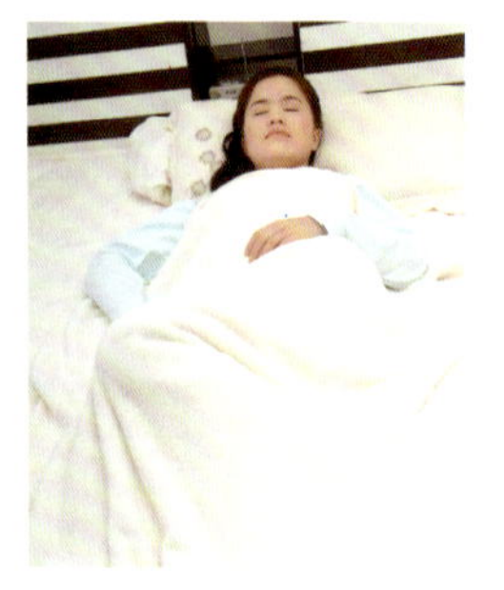

要密切观察胎儿情况，看有无早产或流产的征兆，以便采取措施。如果是即将临产的孕妇腹泻，应及早住院治疗，并按肠道传染病行床边隔离，以保证母子安全。

对腹泻的孕妇要加强护理，保证休息，给予富有营养且易于消化的饮食，多喝水。

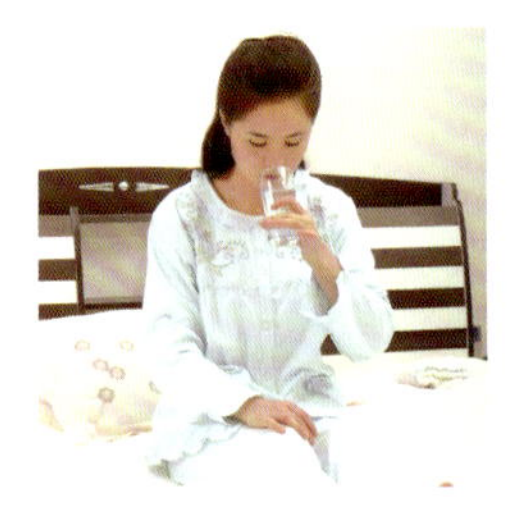

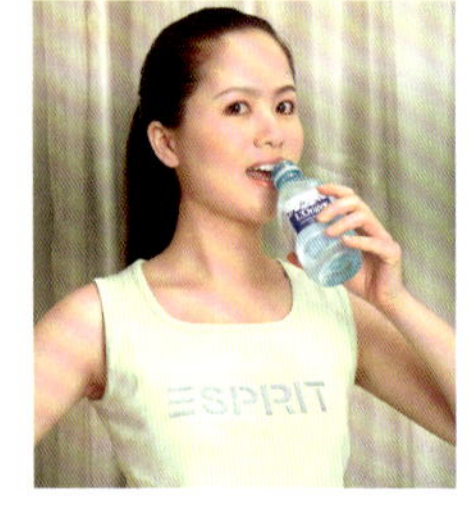

根据腹泻的轻重给予适当补液，要补足丢失的水分，防止发生水电解质紊乱。不乱用止泻药物，以免造成肠道内细菌和毒素排不出去而加重病情。

经过上述治疗，患腹泻的准妈妈一般可以在2~4天后恢复正常排便。如果治疗无效， 就应进行粪便细菌学培养和药物敏感试验，同时进行肠道寄生虫检查。慎行纤维乙状结肠镜检查。

29 孕期乳房的变化

怀孕后受胎盘激素的影响，同时为哺乳准备，准妈妈的乳房会增大，乳晕的颜色变深。

在整个妊娠期间，准妈妈的乳房会一直增大，甚至增至未怀孕前的两倍。怀孕4个月以后，准妈妈乳房的胀痛感就会消失或减轻。

分娩后新妈妈乳房是否会下垂，在很大程度上取决于准妈妈自身的护理。乳房组织的下垂主要是由于乳房在妊娠期间缺乏支撑所致，少数与遗传有关。因此，不论准妈妈的乳房孕期如何坚挺，为防患于未然，必须每天穿戴胸罩，为乳房提供良好的支撑。

精彩链接

为了顺利哺乳，乳头凹陷的孕妇需要牵拉乳头，但是过分牵拉或过多刺激乳头可引起子宫收缩，有早产史、流产史、早产先兆或子宫颈机能不全的孕妇应避免这种刺激。

Q：乳头发黑产后何时消失？

A：孕期乳头发黑是由于体内的荷尔蒙增加刺激了黑色素细胞的分泌。随着哺乳期的结束，色素会逐渐减退，但不会完全消失。

30 孕期乳房的护理

母乳是婴儿的最佳食品，为了能够在产后顺利地哺乳，准妈妈应提前在孕期做好乳房的清洁与护理工作，主要包括以下内容：

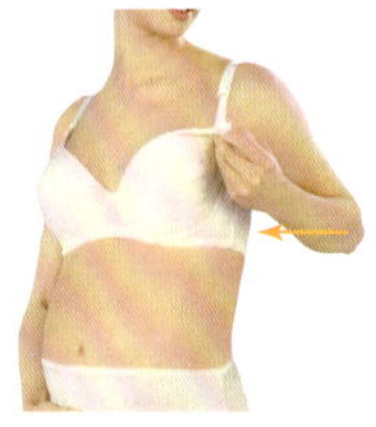

- 怀孕前期和后期，均应分别选择合适的胸罩，以托起乳房，以防乳房下垂或乳房组织损伤。不宜穿过紧的上衣，以免压迫乳房，妨碍其发育。

- 乳头内陷者可在孕晚期擦洗乳房后，做乳头伸展练习。具体做法是：将手指放在乳头两侧，慢慢地由中间向两侧拉伸，牵拉乳晕皮肤及皮下组织，使乳头向外突出，每日重复数次。也可用其他器械吸引，使乳头挺立。

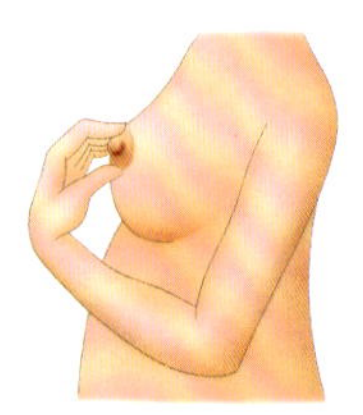

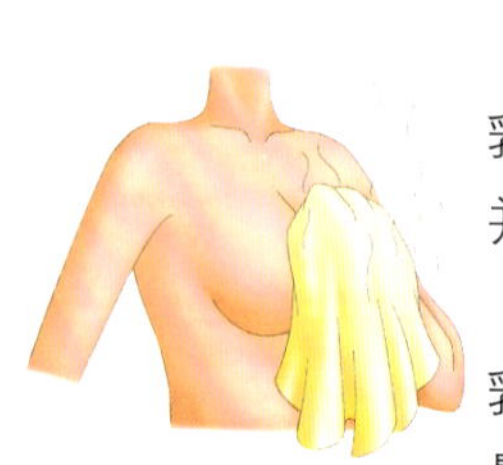

- 孕妇的皮脂腺分泌旺盛，应定期清洗乳头，对乳头分泌的积垢可用温水轻轻洗净，并在清洗后抹上护肤霜，预防乳头皲裂。

- 常用清洁柔软的纱布轻轻按摩乳头及乳晕，使乳头和乳晕皮肤变厚，增加乳头、乳晕对哺乳时机械刺激的耐力。

产前两个月左右，准妈妈应每日坚持做乳头和乳房保健按摩，预防急性乳腺炎的发生。

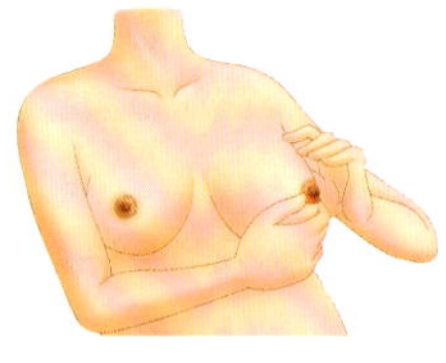

31 孕期腿脚麻木怎么办

妊娠期，由于胎儿生长发育，子宫增大，压迫下腔静脉，使静脉回流不畅，准妈妈长时间站立后易出现腿脚麻木、浮肿等现象。

如果准妈妈出现腿脚麻木，就应注意饮食调节，多吃富含维生素和蛋白质的食物，还应多摄入钙、铁，多晒太阳，多吃各种绿色蔬菜、水果、瘦肉、猪肝、红枣、海带、紫菜等食物。

32 轻松应对小腿浮肿

很多准妈妈在孕中晚期都会出现小腿浮肿现象，是因为增大的子宫压迫下腔静脉，影响下肢静脉回流，容易出现脚踝和小腿轻度浮肿，睡觉时可将下肢抬高些，一般休息后便可消退。

缓解小腿浮肿的措施：

- 可以在办公室放一张小凳或一个木箱，用以搁脚，帮助脚部的体液回流，减少浮肿可能。
- 每当工作两小时后，可稍做伸展，并按摩小腿部位，按淋巴回流的方向由下向上按摩，可以减少浮肿。
- 准妈妈最好穿柔和宽大的平跟鞋，不要穿袜口收紧的袜子，可以帮助减轻浮肿带来的沉重感。
- 如果小腿浮肿出现在早晨，或浮肿越来越严重，甚至蔓延到膝盖以上或脸部，一定要找医生咨询，千万不可掉以轻心。

33 冬瓜和西瓜可以缓解妊娠水肿

孕妇由于下腔静脉受压，血液回流受阻，在妊娠后期，足踝部常常出现体位性浮肿，一般经过休息后消失。如果休息后浮肿仍不消失，或浮肿较重又无其他异常，就称为妊娠水肿。可用冬瓜和西瓜进行食疗。

冬瓜

冬瓜有利尿消肿、消暑解闷、解毒化痰、生津止渴的功效，对妊娠水肿及各种原因引起的水肿、肝炎、肾炎、支气管炎食疗效果好。

西瓜

西瓜具有清热解毒、利尿消肿的作用。准妈妈常吃西瓜可以利尿去肿，生津止渴，除腻消烦，有助于缓解妊娠水肿。准妈妈也不能无限制地吃西瓜，如果吃西瓜太多，就会摄入过量糖分，容易发生妊娠期糖尿病。

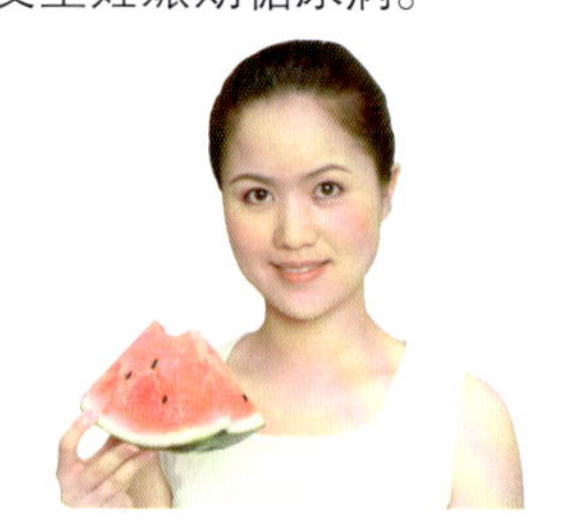

34 准妈妈避免腰酸背疼的正确姿势

随着腹部一天天大起来，孕妈咪时常会感到身体疲惫，行动不便。如果准妈妈平时动作姿势不正确，就会加重腰酸腿痛，也容易出意外。请孕妈咪在站、立、行、坐、蹲、卧时保持下面推荐的正确姿势。

站立姿势

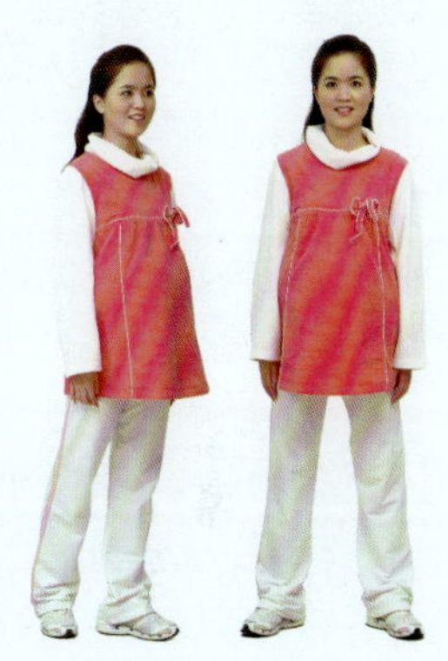

准妈妈站立时，要两脚平行，稍稍分开一些，把重心放在脚心上，这样身体就不容易疲劳了。

需要较长时间站立时，准妈妈两只脚最好前后交错，每隔几分钟就要改变一下两条腿的前后位置，原则是把身体重心放在伸出的前腿上，这样可以最大限度地减轻长久站立时的疲劳。准妈妈最好不要长时间站立。

坐立姿势

准妈妈坐下时，最好选择带靠背的椅子，要深深地坐在椅子上，上半身伸直，舒舒服服地靠在椅背上。椅子高度以使髋关节和膝关节呈直角为好，大腿要与地面平行。孕妈咪切不可坐在椅子边上，尽量往里边坐，也不可"咕咚"一下坐下去，这样容易摔倒。

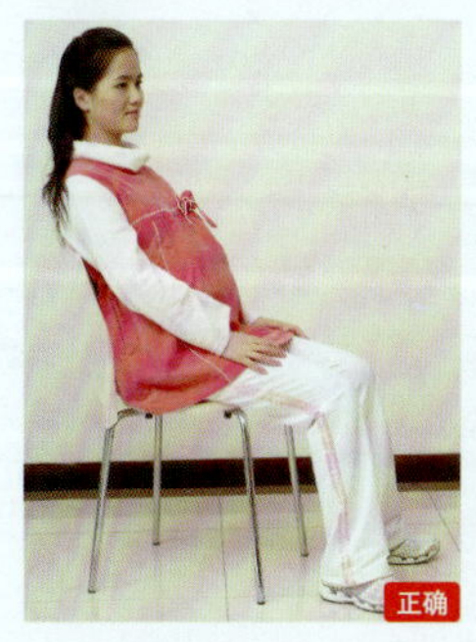

正确

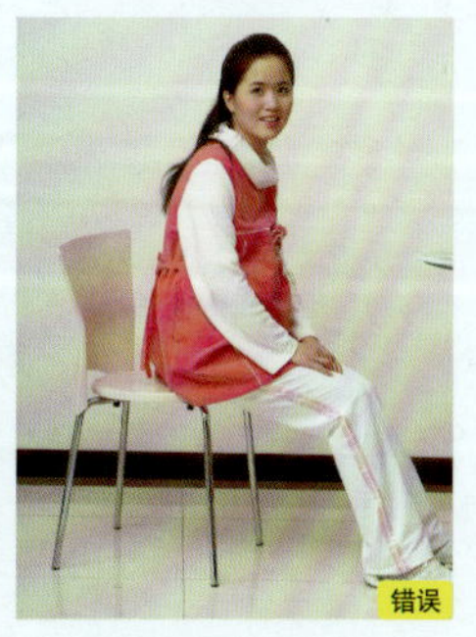

错误

行走姿势

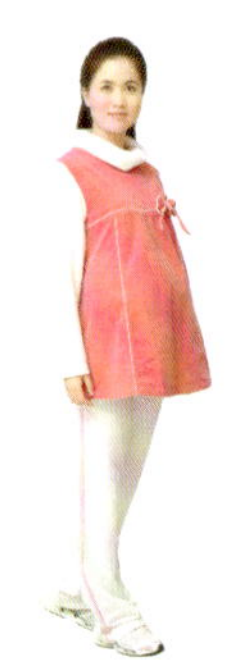

准妈妈行走时，骨盆应稍稍向前倾，抬起上半身，肩膀稍向后落下，下腭内敛，挺胸收臀，腹部突出，以保持整个身体的平衡。准妈妈要避免长时间行走。

上下楼梯的姿势

准妈妈上下楼梯时，身体不要前倾或腆着肚子。特别是到了怀孕晚期，日渐增大的肚子很可能会遮住孕妈咪的视线，下楼梯时不容易看清。切记踩稳当了再迈步，千万不要踩空。如果有扶手，一定要扶着行走，以免摔倒。

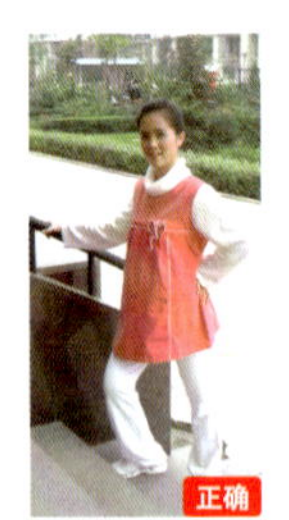

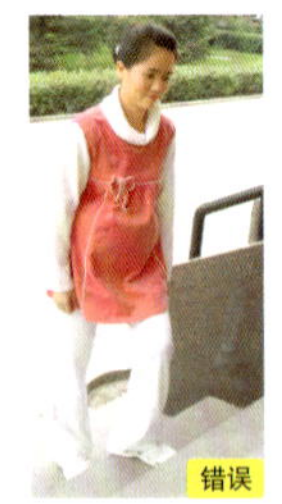

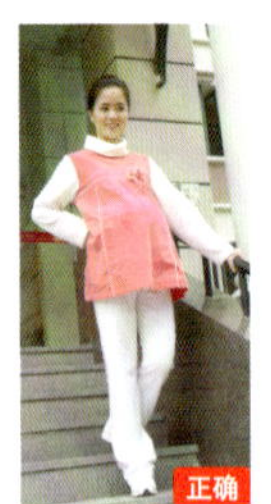

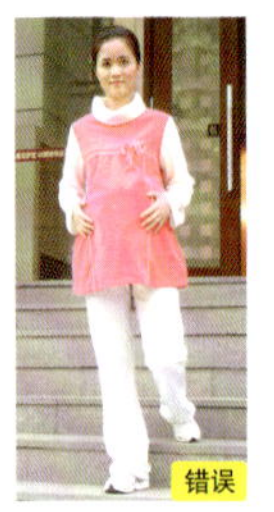

躺下的姿势

准妈妈躺下时，在怀孕16周前最好采取仰卧位，可以在腿下边垫上一个枕头，使身体放松。怀孕16周后，准妈妈最好采取左侧卧位，这样有助于消除肌肉紧张，解除疲劳，有利于睡眠，以免增大的肚子压迫腹部大血管，影响血液往心脏回流。孕妈咪切忌俯卧。

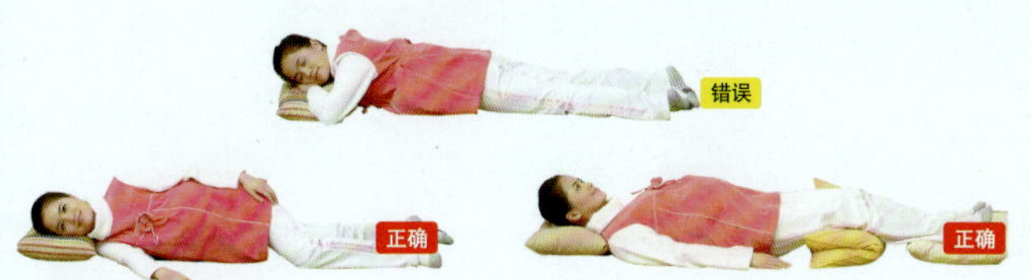

蹲下的姿势

从地上拾东西时，准妈妈要先弯腰屈腿蹲下，蹲稳了再拾，然后伸直双膝站起。避免直直地弯下身体去搬东西，这样会增加腹部压力，还会引起腰痛。

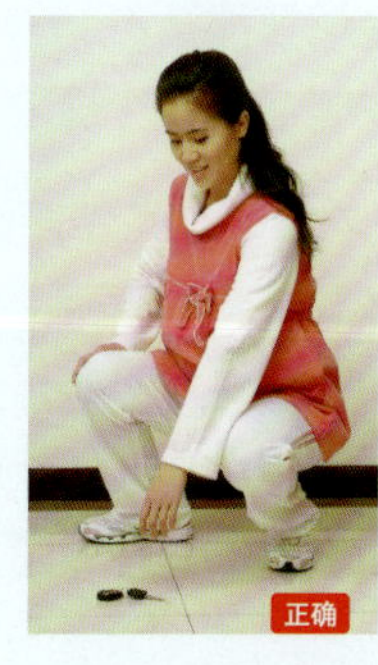

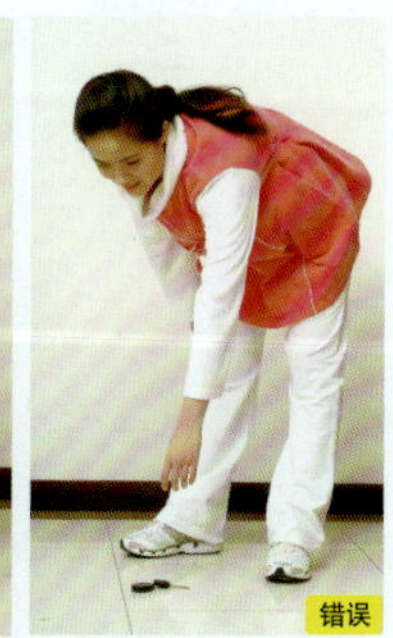

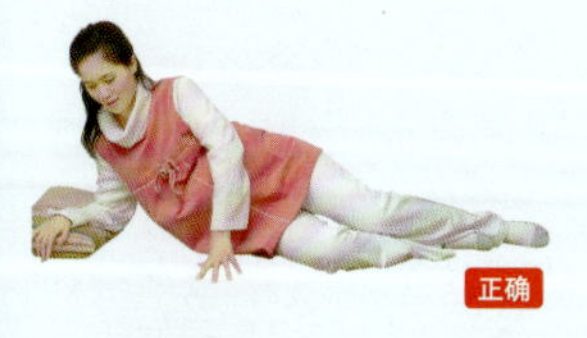

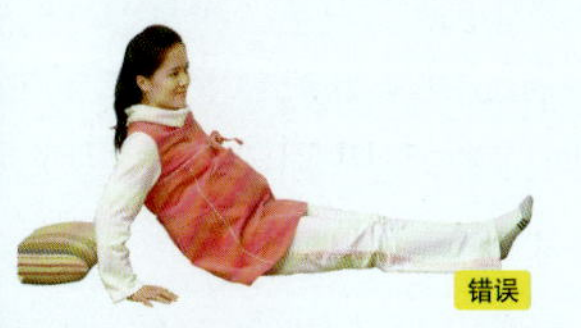

起床的姿势

准妈妈起床时，如果是从仰卧的姿势起来，要注意先变成侧卧位，然后一点点由半坐位到完全起来。不可用过猛的动作起床，仰卧时禁止用仰卧起坐的姿势直接起身。

35 孕期如何做按摩缓解不适

孕期按摩可以帮助准妈妈缓解腰部、腹部、背部和腿部的不适。

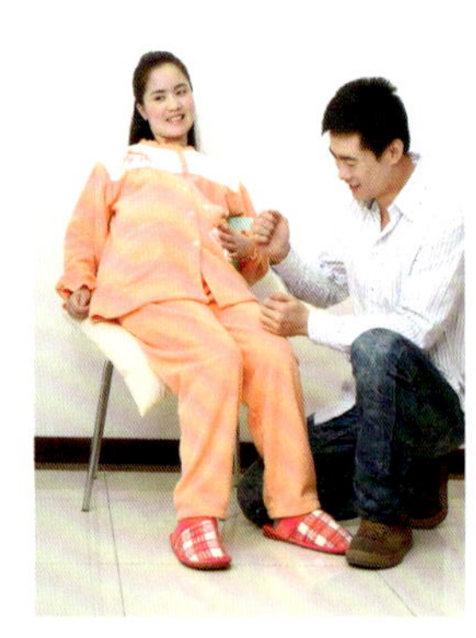

准妈妈进行孕期按摩时，可将灯光调暗，播放些轻音乐，在沙发或坐椅上放上靠垫，会使按摩更舒适些。妊娠最后几周，侧躺在枕头上会让你更舒服。除了背部外，身体的其他部分准妈妈可自我按摩。

下面教准妈妈几种按摩方法：

- 两侧乳房用手掌及手指由乳房底部朝乳头方向顺时针按摩。
- 用手掌在腹部、臀部及大腿部做平顺的圆周运动按摩。

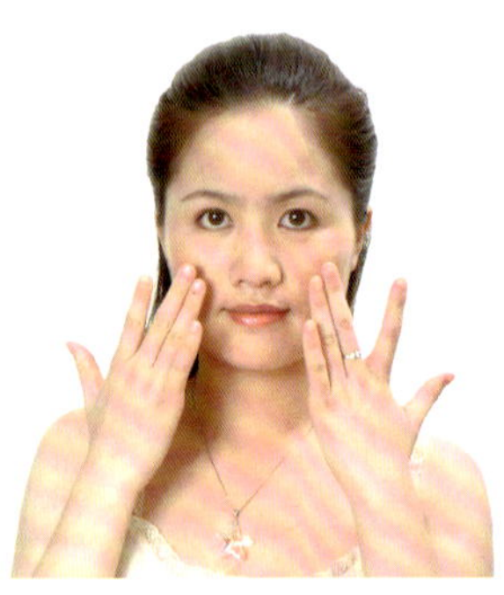

- 用手指在皮肤上轻轻地做圆周运动按摩，指尖略微施力，就好像点穴一样。
- 如果由准爸爸来为准妈妈按摩，应先将手掌暖热，摘下戒指、手表等可能造成刮伤的装饰品，再行按摩。刚开始时按摩力宜弱，舒服的话，可慢慢增加压力，按摩速度要一直保持缓慢。

36 子宫颈机能不全的补救措施

孕期子宫颈紧闭，由子宫黏液封闭起来，所以在阵痛开始前，即子宫颈扩张前，胎儿安全地生活在子宫中。如果子宫颈机能不全，该采取什么措施呢?

若子宫颈机能不全，孕妇的子宫颈口常常在临产前的第3或第4个月开放，使羊膜很容易脱入阴道而破裂，发生胎膜早破、流产或早产。是否患子宫颈机能不全通常在第一次流产后才能诊断出来。

如果考虑以前的流产或早产是由子宫颈机能不全所致，可在怀孕以前手术矫正，或在怀孕16~18周时，用柔软且不易被吸收的线进行子宫颈环扎术。

37 孕期白带增多怎么办

怀孕后，体内雌激素随妊娠进展而增多，使子宫颈腺体分泌增多，因而白带增多。如果白带无味，呈乳白色或浅黄色，则属正常，就不必担心。应采取以下措施保持外阴清洁:

- 保持外阴清洁，每天用温水清洁外阴。勤换内衣及内裤，洗净的衣裤应放在太阳底下暴晒。
- 为防止交叉感染，必须准备专用的水盆及浴巾清洁外阴。
- 大便后要从前向后揩拭，避免将肛门周围的残留大便或脏物带入阴道。
- 如果白带增多的同时，伴有颜色和性状的改变，甚至出现臭味或外阴瘙痒时，应立即去医院检查和治疗。

38 孕期阴部瘙痒怎么办

分泌物增多与阴部瘙痒的原因

怀孕期间，受到荷尔蒙升高的影响，阴道分泌物增多，常让孕妈咪感到黏腻湿热或瘙痒。孕中晚期，随着体重增加，骨盆腔下移，造成对阴部的挤压，更容易让孕妈咪的私密处闷热不舒服，容易导致细菌、霉菌滋生，轻则产生瘙痒、异味或外阴发炎，严重者则可能引起阴道炎，甚至盆腔炎，影响胎儿健康。

预防与处理方法

◆建议准妈妈穿着宽松透气衣物，避免闷热、挤压或摩擦。

◆不要过度清洁阴部，以免发生刺激性或干燥性外阴炎。

◆准妈妈可使用棉质护垫，一定要2~3小时更换一次，如果不及时换，更容易导致感染。可多准备几件棉质内裤，以便更换。

◆如果分泌物凝聚成块，或呈豆腐渣状，且合并阴部瘙痒灼热感，要考虑真菌性阴道炎，必须就医。

◆医生并不建议孕妇用清洁剂或阴道冲洗液，这样会使正常细菌菌落被抑制，使不正常的霉菌菌落滋生，导致阴道炎。

39 宝宝胎动的形式

全身性运动

宝宝在妈妈腹中会做全身运动，如翻身。这种运动力量较强，而且动作持续的时间比较长，一般为3~30秒。

下肢运动

准妈妈常常会感觉到宝宝的踢腿运动。这种动作很快，力量比较弱，每次胎动持续时间一般在1秒以内。

肢体运动

宝宝还会伸伸胳膊，扭一下身体，每次动作持续时间一般为1~15秒。

胸壁运动

宝宝的胸壁运动比较短暂而且微弱，一般准妈妈不大容易感觉得到。

40 什么是不正常的胎动

胎动减少或消失

多数情况下，胎儿在发生危险的前几天到一周内，往往先有胎动频繁，然后胎动减少、消失。从胎动完全停止到胎心消失的时间一般不超过48小时，多数在24小时左右。胎动减少或消失是胎儿宫内严重窒息、生命垂危的紧急信号。

胎动过频

胎动频繁，无间隙地躁动，常代表胎儿早期缺氧，是胎儿因缺氧而挣扎的信号。若不能及时改善缺氧情况，则胎动强度会逐渐减弱，次数逐渐减少，甚至停止，说明胎儿生命垂危。故对不缓解的频繁胎动应及时去医院检查。

强烈胎动

胎动有时还会反映出急性胎儿宫内窒息的情况。如脐带受压时，胎儿表现为突然发生强烈胎动。

若脐带受压不解除，随着胎动减少、消失，胎儿就会死亡。所以对此种胎动也应注意。此种胎动异常有时可通过改变体位而好转，例如改为左侧卧位、右侧卧位或膝胸卧位等。

41 会影响胎儿听力的孕期疾病

会影响胎儿听力的孕期疾病包括风疹、性病、流行性感冒等。准妈妈在孕期要注重保健，避免感染疾病。

风疹

风疹是由风疹病毒引起的一种急性呼吸道传染病。母体如果被风疹病毒感染，能通过胎盘传染给胎儿，出现先天性风疹。风疹病毒若侵犯胎儿耳蜗，有可能导致先天性耳聋。

在妊娠4个月内患了风疹病毒感染者，如诊断明确，又没有有效的预防性免疫接种，应当终止妊娠。早期妊娠的孕妇尤其切勿接触风疹患儿。因为孕妇感染了风疹病毒，虽然可能不发病，但可致流产，或感染胎儿，造成畸形儿，如先天性心脏病、白内障、耳聋、或智力低下等。

流行性感冒

流行性感冒是由感染流感病毒引起的。病毒型流感可对准妈妈全身血管系统及神经系统产生损害，出现明显的全身症状，如高热、昏迷及抽搐等。这些严重的全身中毒反应可以使胎儿出现缺氧及微循环障碍，从而影响到听觉器官的发育。

梅毒

如果孕妇患了梅毒，就会传给胎儿。胎儿感染神经性梅毒后，可能引起耳聋，有的可以在身上潜伏几十年后发病。

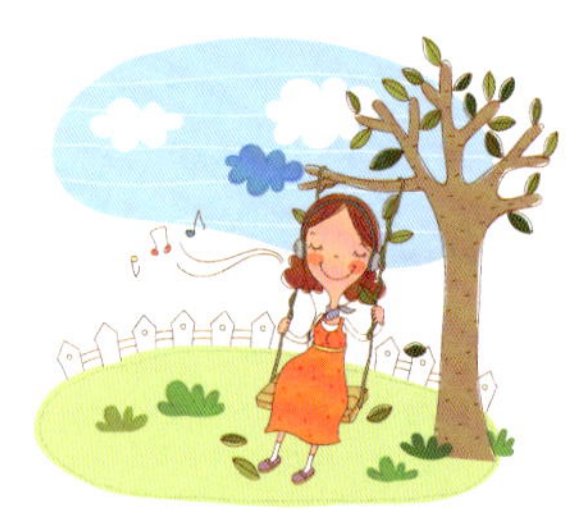

42 怀孕后患阴道炎怎么办

准妈妈最好在怀孕之前彻底治疗阴道炎。如果阴道炎没有得到及时治疗，会引起盆腔感染，容易发生胎膜早破、宫内感染，甚至导致流产、早产、死胎等。

霉菌性阴道炎在孕期最为常见，患者可使用制霉菌素栓、双唑泰栓等药物；滴虫性阴道炎可选择灭滴灵；而细菌性阴道炎在孕早期间最好不用药，孕中、晚期也可选用灭滴灵。

夫妻应同时用药，治疗期间禁止性生活。阴道炎的治疗一定要彻底，有的患者症状一旦有所缓解，就擅自停止用药，这使得炎症很容易复发。

43 甲亢患者怀孕应注意什么

甲亢患者妊娠后，由于胎盘分泌的促甲状腺释放的激素增加，使甲状腺组织增大，甲状腺激素合成和分泌增加，在孕早期甲亢会加重，孕中晚期可稍有缓解。

甲亢患者怀孕前应进行孕前咨询，怀孕者若口服抗甲状腺药物，则应选择对胎儿无副作用的丙基硫氧嘧啶（TPU）。轻症和经过治疗能控制的甲亢患者一般都可顺利妊娠，但重症及不易控制的甲亢患者，由于甲状腺素分泌过多，高代谢状态使孕妇体内能量被过度消耗，易引起流产、早产、死胎、妊娠期高血压疾病，产时易发生宫缩乏力及产后感染等。甲亢患者孕期应注意休息，避免从事体力劳动与精神紧张。若需用药，则应严格掌握用药剂量，剂量不宜过大，不能骤然停药。

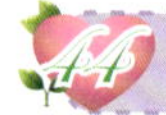

44 孕期如何防治糖尿病

准妈妈如果血糖高，易导致巨大胎儿，易发生难产。孕期应注意预防糖尿病。妊娠期由于糖原利用率增加，加之胎盘分泌泌乳素对胰岛素的抑制作用，使葡萄糖的代谢发生障碍，导致妊娠期发生糖尿病的几率明显增加。

要预防妊娠期糖尿病，应注意以下几个方面：

- 严格控制进食量，限制米、面、薯类等糖类的摄入量。
- 蛋白质要充足摄入，蛋白质占日总热量的25%。
- 脂肪摄入要以植物油为主。限制盐的摄入量，饮食要清淡。
- 维生素及矿物质的补充主要来自蔬菜、牛奶、虾皮、海带及果仁等。
- 应少食多餐，使24小时血糖浓度维持在的正常水平。

45 哪些人孕期可能患上糖尿病

妊娠期明显肥胖，或有反复外阴及阴道真菌感染。有些糖尿病患者在怀孕期间会表现出明显的症状，出现“三多”、“一少”，即多饮、多食、多尿及体重下降。但是，有些孕妇没有明显的糖尿病症状。下面列出与糖尿病有关的线索和高危因素，以引起孕妇与家属的重视：

- 孕早期随意检查尿糖呈阳性，或空腹尿糖呈阳性。
- 有糖尿病家族史，如父母或同胞患有糖尿病。
- 分娩过巨大儿或本次妊娠胎儿巨大或羊水过多者。
- 曾有过原因不明的死胎、死产或新生儿死亡史。

46 孕期感染性病怎么办

孕期感染淋病怎么办

急性淋病患者常出现尿痛、尿频、排尿困难等急性尿道炎的症状，出现黄色脓性白带，外阴部有烧灼感。

孕早期淋菌性宫颈炎可导致感染性流产。孕晚期淋病可引起早产、胎膜早破、羊膜绒毛膜炎。胎儿出生时，易得淋菌性结膜炎或败血症。

未发现淋病与胎儿畸形有关，故孕期感染淋病不需要终止妊娠。孕妇合并淋病，首选头孢三嗪（菌必治）治疗，再根据病情选择治疗方案。淋病治疗一周后，再做细菌培养，确定是否完全治愈。在妊娠末期与分娩前应复查，以便早发现再感染。

孕期感染尖锐湿疣怎么办

尖锐湿疣起初为小的乳头状疣，逐渐增大或融合成鸡冠状或菜花状团块。尖锐湿疣可发生在孕期、分娩期及产后，引起婴儿咽喉乳头状瘤及肛门生殖器尖锐湿疣。

孕期治疗尖锐湿疣可选用手术治疗、激光治疗及冷冻治疗，避免采用药物治疗。在孕26~32周治疗效果最好。

孕期感染生殖器疱疹怎么办

孕期生殖道疱疹病毒感染可感染胎儿或新生儿。孕早期感染生殖道疱疹病毒，可引起胎儿畸形、早产或胎死宫内。胎儿经阴道分娩时受感染后，可引起新生儿疱疹性结膜炎、角膜炎及全身感染。

患生殖道疱疹期间，应避免性交，避孕套不能完全防止病毒的传播。患生殖道疱疹的妇女如果到妊娠末期仍未治愈，最好行剖宫产终止妊娠，以免新生儿感染。

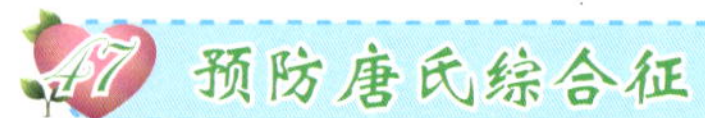

47 预防唐氏综合征

先天愚型又称“唐氏综合征”，俗称痴呆。先天愚型的病因是21号染色体由正常的2条变成3条。

据统计，大于35岁的高龄产妇唐氏综合征的发生率较高。人群中每650~750例新生儿中，就有一例这样的孩子。先天愚型是所有染色体畸形中发病率最高的。

唐氏综合征的预防

预防唐氏综合征的措施包括：禁止近亲结婚，对有死胎、死产、畸形儿史的高危产妇及35岁以上的高龄孕妇，在妊娠19~23周时做羊水穿刺抽取羊水化验，做胎儿细胞的核型分析检查，以筛查出先天愚型。

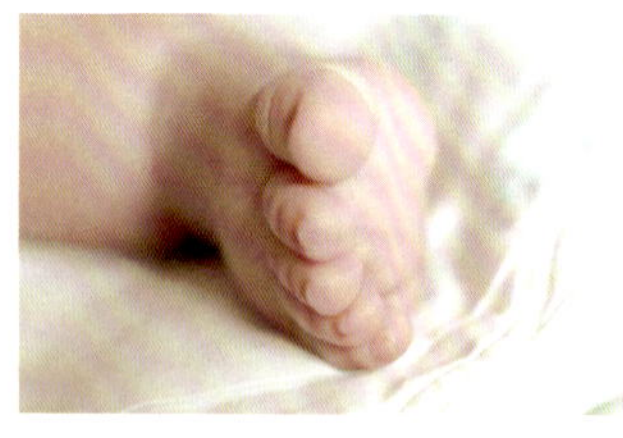

唐氏综合征的检测

医学临床统计显示，唐氏综合征患儿并不仅仅发生在高龄孕妇中，所以规定对所有的孕妇都要进行先天愚型血清学筛查。

在孕14~17周取母血检测甲胎蛋白(AFP)、非结合型雌三醇和人绒毛膜促性腺激素(HCG)，就可以筛查出可疑怀有21-三体胎儿的孕妇；在妊娠10~14周时用超声测量胎儿颈部的软组织厚度，也可筛查出可疑21-三体的胎儿。

国外很多大型产前诊断中心已将此项检查应用于临床。此项筛查的优点是可早诊断早终止妊娠，以减少孕妇和家庭及社会的负担。

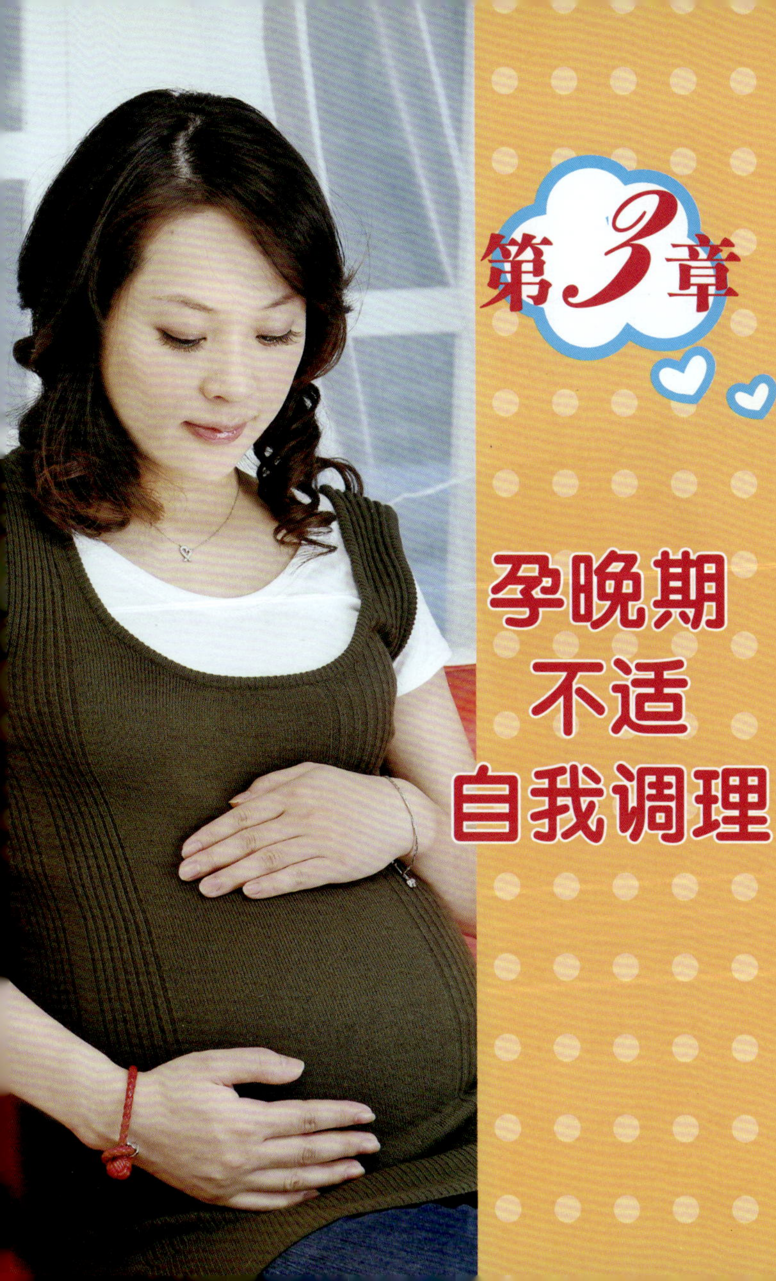
第3章
孕晚期
不适
自我调理

1 孕七月宝宝的发育状况

孕28周末，胎儿身长约35厘米，体重约1000克。上下眼睑已经形成，鼻孔开通，容貌可以辨别，但是皮下脂肪尚未充足，皮肤呈暗红色，而且皱纹较多，如同小老头一般。胎儿的头发不断生长，逐渐呈现出生时的发色。味蕾渐趋成熟，可分辨不同的味道。肺脏内的支气管和肺泡大致发育完成。

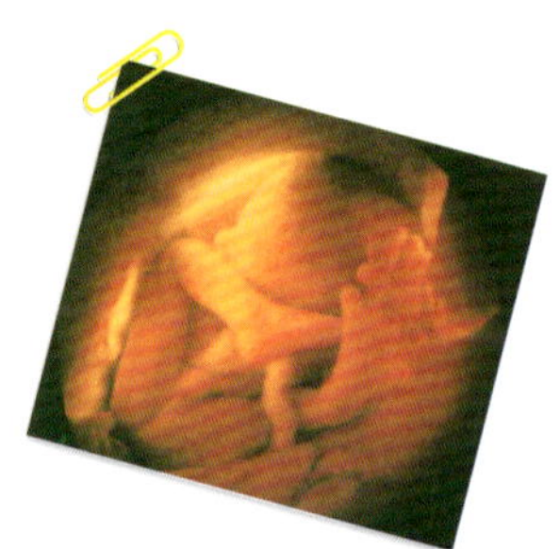

胎儿的脑部逐渐发达，已经能够自行控制身体的动作。但此时，胎儿尚未具备在母体外生活的能力，若在此时早产出生，又发育不良，则难以存活。

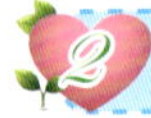

2 孕七月孕妈咪的变化

到了孕7月时，准妈妈的子宫底高应为23~26厘米，上腹部已明显胀大凸出。腹部向前突出成线性弓形，常会有腰酸背痛的感觉。

子宫的肌肉对各种刺激开始敏感，胎动渐趋频繁，子宫偶尔会有收缩现象，乳腺组织更加发达。

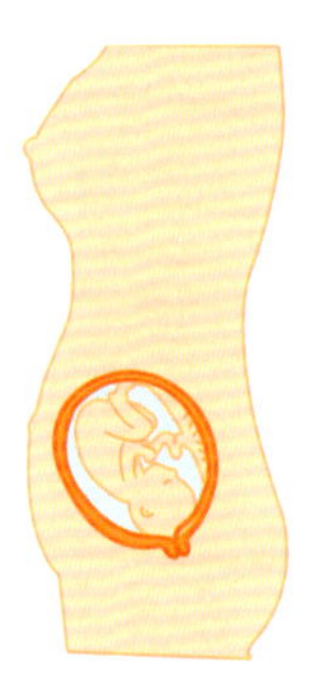

3 孕七月生活须知（25~28周）

此时的准妈妈腹部隆起很高，由于身体重心不稳，眼睛又无法看到脚部，在上下楼梯时必须十分小心。

这段时间，母体若受到外界过度的刺激，会有早产的危险，准妈妈应该避免剧烈的运动，不宜长时间处于压迫腹部的姿势。

如果准妈妈长时间站立，压迫下半身，很容易造成静脉曲张和足部浮肿，应时常把脚抬高休息。若出现静脉曲张，可穿着弹性丝袜来减轻症状。

准妈妈要注意摄取均衡的营养，尤其应多吃含铁、钙丰富的食物，如牛奶、骨头汤、海鲜、紫菜、动物肝脏等。如果水分与盐分摄取过量，就很可能会引起妊娠毒血症，必须严加节制。

准妈妈应适度进食，限制高热量、高盐、高糖的摄取，合理增加营养，防止妊娠期高血压疾病。避免过度肥胖，定期进行产前检查，及时发现高危因素。

避免旅游和长期外出，切勿过度劳累，可做孕妇体操，增强自身免疫力，放松自己的心情。

在此时期出生的胎儿几乎都是发育不良的早产儿，为以防万一，住院用品应及时准备齐全。此外，婴儿房或婴儿床等大型用品都应准备妥当。

孕妇分娩后的几星期内，往往需要调养身体，可能没有时间去整理头发，所以可趁这段身体状态不错的时候，到发廊去换一款比较清爽精神的发型。

4 孕八月宝宝的发育状况

孕32周末，胎儿身长约40厘米，体重约1700克。胎儿的身体发育已基本完成，肌肉发达，皮肤红润，但脸部仍然布满皱纹。神经系统逐渐发达，对外界强烈的声音会有所反应。

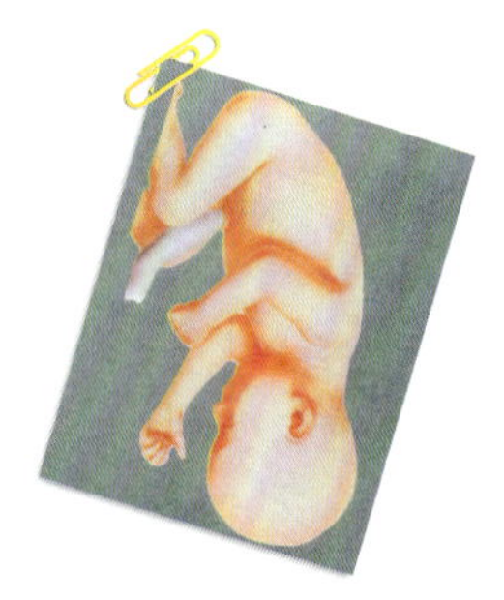

胎儿的动作会更活跃，力量更大，有时甚至会用力踢母亲的腹部。此时，胎儿的头部应朝下，这是正常的胎位。胎儿基本上已具备了在子宫外生活的能力，但为了避免早产，孕妈咪仍须小心谨慎。

5 孕八月孕妈咪的变化

到了孕八月，准妈妈的下腹部更加凸出，子宫底高27~29厘米，将内脏往上推挤，使心、肺受到压迫。

在孕八月，准妈妈有时会感到呼吸困难，胃部也会感到胀满，从而导致食欲不振。准妈妈的腰部及其他各部位会感到酸痛，下肢出现浮肿，甚至会出现静脉曲张。此外，还可能会出现其他各种症状，如呕吐等。准妈妈要做好充分的心理准备。

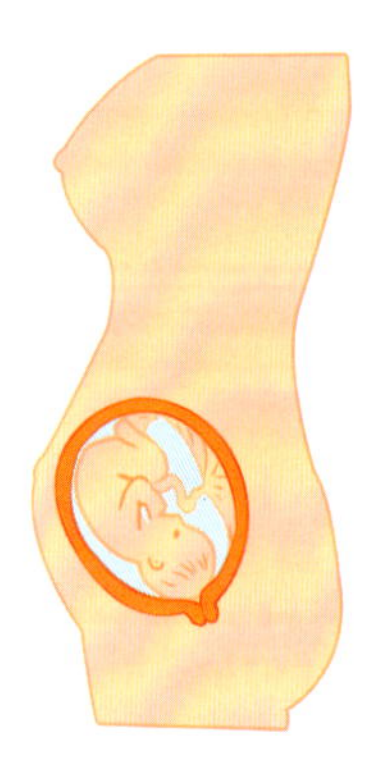

此时，准妈妈的腹部皮肤紧绷，皮下组织出现断裂现象，紫红色的妊娠纹处处可见。下腹部、乳头四周及外阴部等处的皮肤因黑色素沉淀而呈现出黑色，妊娠性褐斑也会非常明显。这些都是孕期皮肤的生理性改变，并非异常。有的准妈妈会再度陷于神经过敏的状态，往往难以成眠。

6 孕八月生活须知（29~32周）

- 孕八月，准妈妈易患妊娠期高血压疾病。如果在早晨醒来时，浮肿未退，或一周内体重增加500克以上时，就应该尽快到医院做诊查。妊娠期高血压疾病虽然可怕，但只要及早发现及时治疗，均无大碍。
- 此时准妈妈的血容量比未怀孕时增加25%，心脏负担加重，日常活动安排切勿过度紧张。平时应多休息，不可过度劳累。
- 节制水分与盐分的摄取量。
- 由于肚子凸出，身体向后倾，准妈妈行动时要注意平衡，切勿跌倒。
- 准妈妈应严防感染和流行性感冒。
- 孕八月容易出现早产，准妈妈应避免强烈刺激，避免腹部受压。

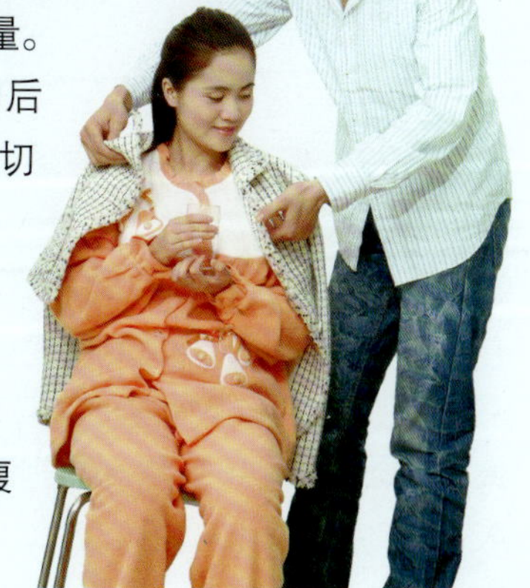

7 孕九月宝宝的发育状况

孕36周末，胎儿身长约45厘米，体重约2500克。可见完整的皮下脂肪，身体圆滚滚的，相当可爱。脸、胸、腹、手、足的胎毛逐渐稀疏，皮肤呈光泽的粉红色，皱纹消失，出现婴儿般的脸庞。指甲也长至指尖处。

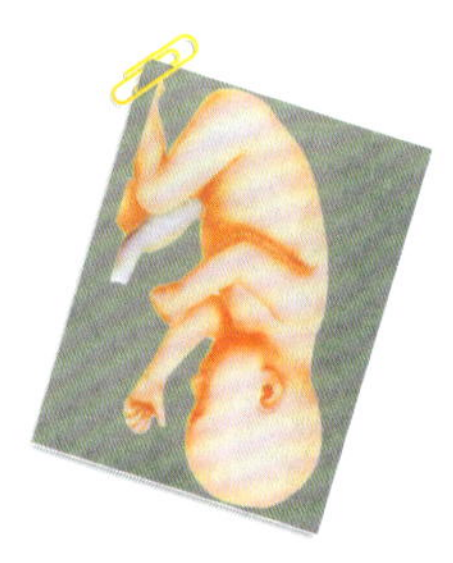

男婴的睾丸下降至阴囊中，女婴的大阴唇开始发达。内脏功能完全具备，肺部机能调整完成，可适应子宫外的生活。此时的胎儿动作激烈，有时会吓母亲一跳。

胎儿若在此时出生，个头长得很小，但体内功能已相当完善，只要小心护理，能够健康地成长。

8 孕九月孕妈咪的变化

孕九月，准妈妈的肚子越来越大了，子宫底高30～32厘米，升至俞突与脐部的正中部位。子宫胀大，导致胃、肺与心脏倍受压迫，所以准妈妈会感觉心口闷热，不想进食，心跳、气喘加剧，并且伴有呼吸困难。

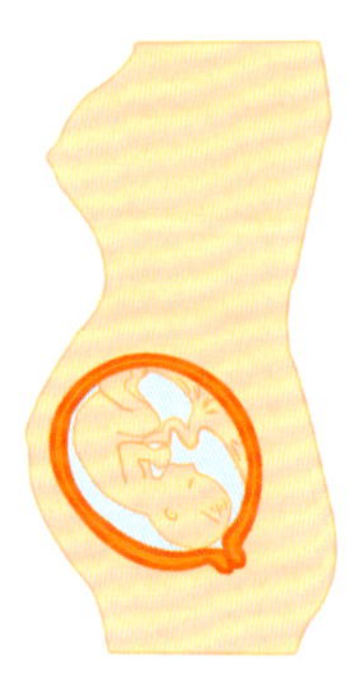

准妈妈有时腹部会发硬，此时应平躺休息。阴道分泌物依然增加，排尿次数也增多，而且尿后仍会有尿意。

9 孕九月生活须知（33~36周）

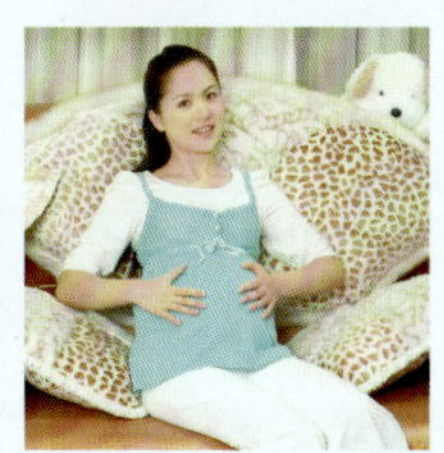

为分娩储备体力，准妈妈应保证充分的睡眠。每天休息时间应适当延长，但别忘了适度运动。

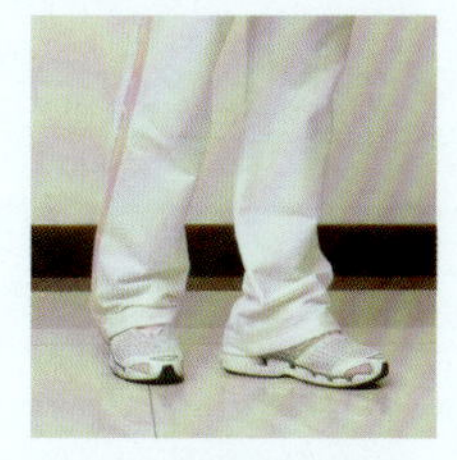

最好穿后跟低且平稳的鞋子，以保持平衡。此时不可随便刺激子宫，为避免早产，要禁止性生活。

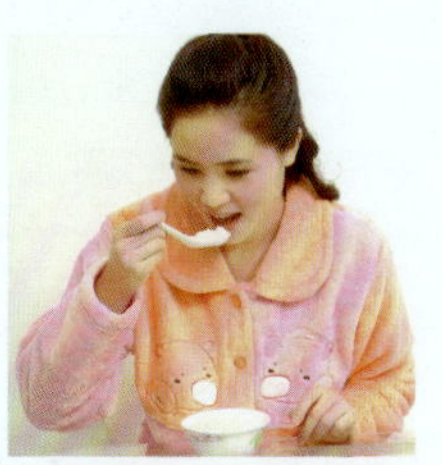

准妈妈在孕九月应该多摄入各种营养物质，多吃一些易消化且营养价值高的食物。

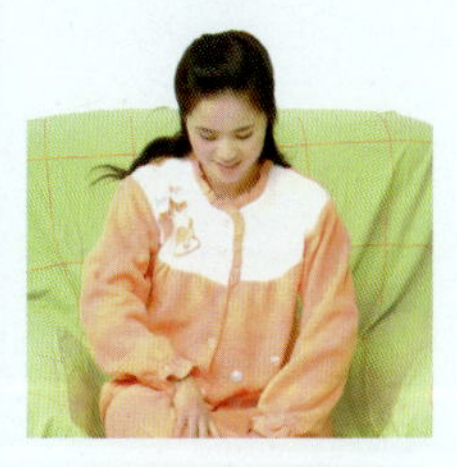

准妈妈沉重的身体加重了腿部的负担，易出现腿脚抽筋、腿痛等症状。睡觉前可按摩腿部，或将脚垫高。

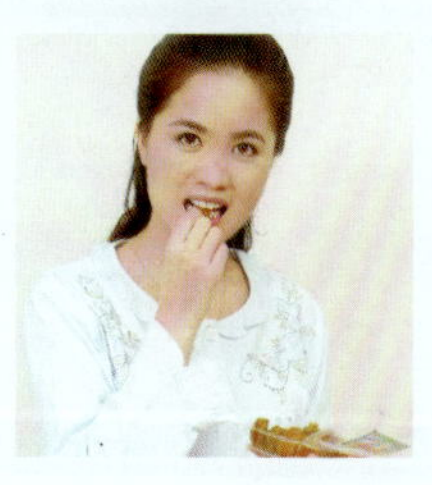

越来越大的腹部会使准妈妈感到心慌气喘，胃部胀满，一次进食不要太多，少食多餐，正餐之间加餐。

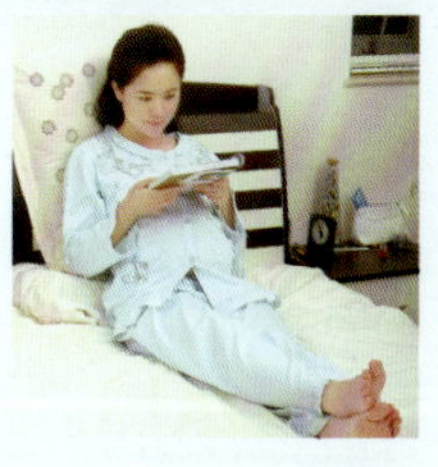

由于疲劳和不安及胎动、睡姿受限等因素，准妈妈可能会失眠。睡不着干脆看看书，心平气和自然能入睡。

10 孕十月宝宝的发育状况

孕40周末，胎儿身长50厘米，体重约3400克。皮下脂肪继续增厚，体形圆润，皮肤没有皱纹，且呈现有光泽的淡红色。骨骼结实，头盖骨变硬，指甲越过指尖继续向外长，头发长出2~3厘米。

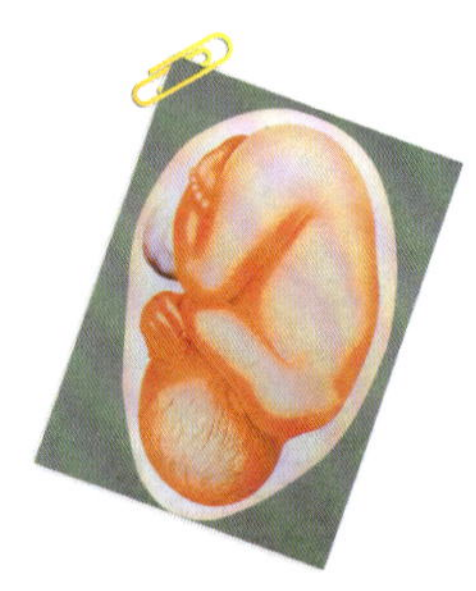

胎儿的内脏、肌肉、神经等已非常发达，生活在母体之外的条件已经成熟。胎儿的身体约为头的4倍长，在正常情况下头部嵌于母体骨盆之内，活动力比较受限。

11 孕十月孕妈咪的变化

子宫底高33~35厘米。胎儿位置有所下降，腹部凸出部分稍减，胃及心脏的压迫感减轻，食欲也日渐恢复正常。但是胎儿下降后，母体膀胱及大肠的压迫感增强，尿频、便秘的情形更加严重。

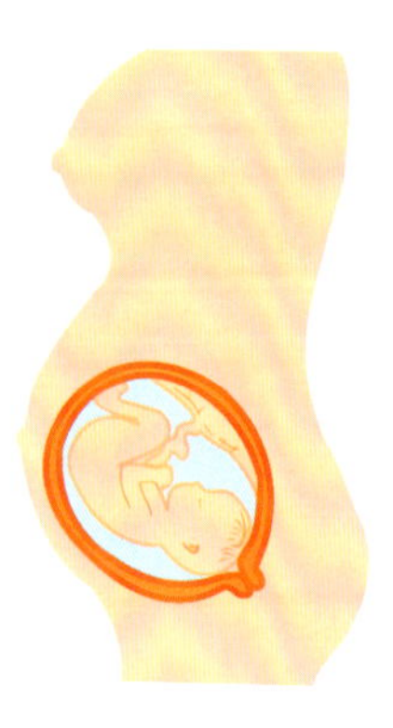

此外，下肢也有难以行动的感觉。身体的分娩准备已经成熟，子宫和阴道趋于软化，容易伸缩，以方便胎儿通过产道，而且子宫收缩频繁，开始出现分娩的征兆。

12 孕十月生活须知（37~40周）

在妊娠的最后几周，准妈妈容易感到疲倦，睡眠质量也不如平时好，还要负担胎儿增长的体重，会感到筋疲力尽。这时最重要的是多休息和放松自己。

- 任何时候，只要有可能，准妈妈就把两脚抬高，预防踝关节肿胀和静脉曲张。
- 休息时做些轻松心情的事，慢慢地做放松训练，听听轻柔的音乐，看看书或杂志，或者为宝宝编织毛衣。
- 准备好住院用品，如内衣、洗漱用品及婴儿用品等。
- 随时都有可能破水、阵痛而分娩，应避免独自外出或出远门。没有特殊的事最好留在家中，准备分娩。
- 了解入院手续、款项，确定待产医院的地址及方便的交通工具，如发生紧急情况可随时住院。
- 产前最后1个月禁止性生活及避免阴道用药。
- 坚持每周进行一次产前检查。
- 保证营养、休息和睡眠充足。
- 适当的运动仍不可缺少，但不可过度，以免消耗太多精力而影响分娩。
- 保持身体清洁，内衣裤应时常更换。若发生破水或出血等分娩征兆，就不能再行入浴，所以在此之前最好每天淋浴。

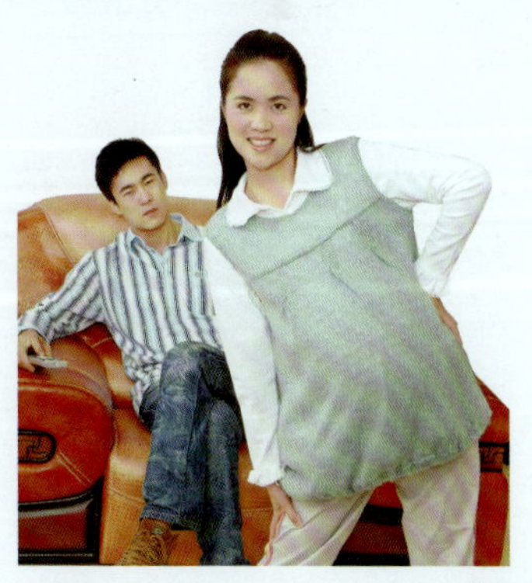

13 孕晚期呼吸困难怎么办

孕期呼吸困难的发生原因

怀孕后期，由于子宫越来越大，导致肺部容量变小，躺下时自然会因肺部受到压迫而感到胸闷及呼吸困难。若站立时无此问题，躺下时才开始感觉呼吸困难，则属于正常现象，与胎儿本身的心跳与呼吸都没有关系。

评估胸闷的现象时，须先排除与怀孕无关的因素。例如：心肌梗死、肺部疾病、氧气不足等，这些病症都可能造成呼吸困难的现象。

若仅是由于怀孕造成的呼吸困难，孕妇在睡眠时可避免平躺，改半坐姿，会较为舒适。

孕期呼吸困难的饮食对策

◆不要一次进食太多，以少食多餐为佳，多摄取些易于消化且营养成分高的食物。

◆保证全面营养，限制钠的摄入，增加铁、钙与维生素B_1的摄入，为分娩做好准备。

◆注意调整食量，使胎儿保持适当的出生体重，有利于婴儿的健康生长。

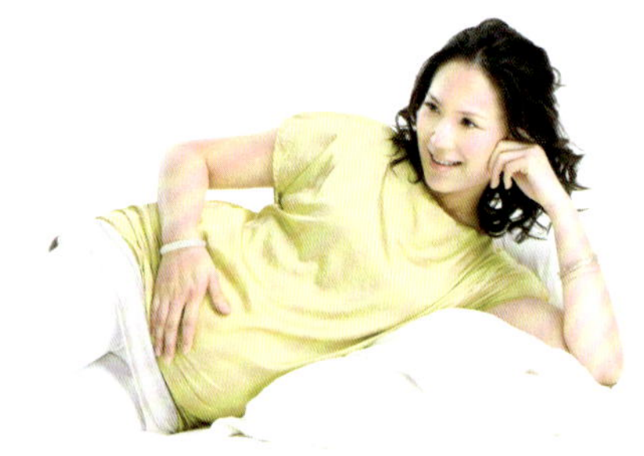

14 孕晚期为何容易气喘

孕妇在孕晚期容易出现气喘现象，这是孕期的正常反应，不属于病理情况，准妈妈不必担心。

造成准妈妈气喘的原因往往是由于孕妇子宫体积增大，往上顶压腹部膈肌，减少了胸廓的体积，造成孕妇时而呼吸短促，甚至有窒息感。一旦胎儿下降进入骨盆，准妈妈气喘的感觉便会减轻或消失。

当准妈妈出现气喘时，如果比较轻微，一般不必就诊，为了减轻气喘不适，可尽量减少体力消耗。若出现严重的呼吸困难，则应去医院就诊。

15 孕晚期要警惕头晕眼花

孕妇若有头晕眼花、恶心、呕吐等症状，血压增高，下肢浮肿，要想到患妊娠期高血压疾病的可能，需及时就诊治疗，否则会引起抽搐、昏迷、心肾功能衰竭，导致胎儿死亡。在诊治的同时孕妇要注意休息。

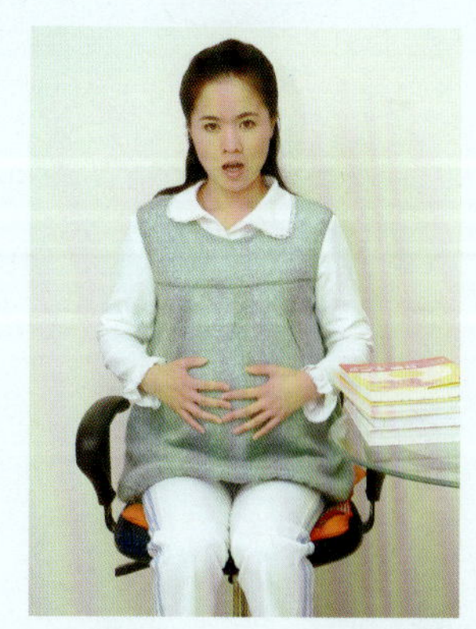

头晕眼花多出现在孕早期反应严重时，如果孕晚期感到头晕目眩，就需到医院检查，是否有贫血、高血压。有时低血压也可引起这些症状，需明确诊断，以便对症治疗，万万不可在家忍耐。

16 孕晚期心悸怎么办

孕期心悸的发生原因

妇女在妊娠期血量增加，心脏负担就比平常大得多。随着妊娠的进展，子宫变大，压迫心脏和肺，使心脏负荷加重。此外，心脏病、贫血、高血压等病也可能引起心悸。平时毫不费力的动作在孕期也会引起心悸，呼吸急促，有时还会出现心律不齐。

孕期心悸的对策

为避免发生心悸和呼吸困难，孕妇不要勉强去干费力的活，上下楼梯要慢走，如在走路中发生心悸和呼吸困难，要站立或坐下休息。平时要多卧床休息。

准妈妈饮食应以高蛋白、高维生素、低脂肪及低盐为宜，孕晚期，每日食盐量不宜超过5克。宜多吃些桑葚、松子仁、枸杞子、葡萄、阿胶等物品。忌食胡椒、辣椒、葱、姜、蒜等辛热香燥之物。要适当控制体重，以免加重心脏负担。

17 准妈妈胀气怎么办

怀孕期间，孕妇体内激素改变，黄体素分泌明显活跃，这种激素可抑制子宫肌肉收缩以防流产，还会使肠道蠕动减慢，产生胀气。孕期大量进补，或摄取较多产气食物，均可导致胀气。

如果孕妇胀气时，还进食大量食物，就会增加肠胃负担，令胀气情况更严重。孕妇不妨把一天三餐改成六至八餐，每餐分量减少。注意每餐不要进食太多种类的食物，也不宜只吃流质的食物，因为流质食物并不一定会好消化，可选半流质饮食。

孕妇可多吃富含纤维素的食物，如蔬菜、水果等，避免吃易产气的食物，如豆类、油炸食物、马铃薯等。避免饮用苏打类饮料，因为苏打能在胃里产生气泡，会加重胀气。

孕妇要多喝温水，每天至少喝1500毫升的水，充足的水分能促进排便。喝温水较冷水适合，因为喝冷水较易造成肠绞痛。此外，汽水、咖啡、茶等饮料少喝为宜。

18 孕期应警惕各种牙病

孕妇是牙病的高发人群，孕期的口腔治疗受到诸多限制，须顾及腹中的小宝宝，因此，准妈妈应比平时更加注意口腔卫生和保健。

妊娠牙龈炎

牙龈发炎是孕期最常见的牙周问题。由于孕期激素改变，牙龈容易肿胀，刷牙时容易出血，偶有疼痛感。

龋　齿

由于孕期生理和饮食习惯的改变，如果准妈妈忽视口腔清洁和护理，会加重龋齿病情。一旦引起急性牙髓炎或根尖炎，孕妈咪会感到疼痛难忍，用药不慎还会给胎儿造成不利影响。

牙　周　炎

牙龈炎发展成牙周炎，出现口腔局部肿痛，牙周组织被牙菌斑侵蚀，并可引起多颗牙齿松动脱落。

孕期不宜拔牙

在妊娠最初的两个月内拔牙可能引起流产；孕八月后拔牙可能引起早产。在妊娠期间，除非遇到必须拔牙的情况，准妈妈一般不宜拔牙。

19 孕晚期要学会分辨腹痛

孕晚期腹痛不可大意。随着胎儿不断长大，准妈妈腹部逐渐隆起，全身负担加重，接近临产，准妈妈腹痛的次数会比孕中期明显增多。

生理性腹痛

①子宫增大压迫肋骨：随着胎儿长大，准妈妈的子宫也在逐渐增大。增大的子宫不断刺激肋骨下缘，可引起准妈妈肋骨钝痛。一般来讲，这属于生理性疼痛，不需要特殊治疗，左侧卧位有利于疼痛缓解。

②假临产宫缩：到了妊娠晚期，可因假宫缩而引起下腹轻微胀痛，常常会在夜深人静时发作，而在天明的时候消失，宫缩频率不一致，持续时间不固定，间歇时间长且不规律，宫缩强度不会逐渐增强，无下坠感，白天症状缓解。假宫缩预示孕妇不久将临产，应做好准备。

③胎动：自孕32周后，胎儿逐渐占据子宫的空间，活动空间也将越来越小，但是宝宝偶尔还是会很用力地踢你。当宝宝的头部撞在你骨盆底的肌肉时，您会突然觉得被重重一击。胎动可以自测：从妊娠28周起，每日早、中、晚3次卧床计数胎动，每次1小时，相加乘以4即为12小时胎动，12小时胎动次数≥30，或每小时胎动次数≥3为正常。

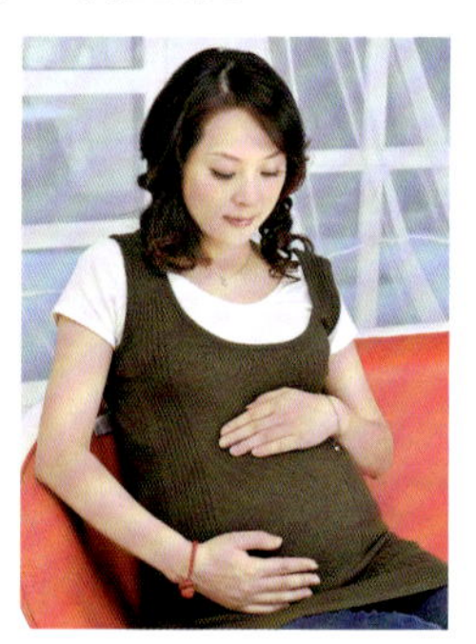

病理性腹痛

①胎盘早剥：多发生在孕晚期，下腹部撕裂样疼痛是典型症状，多伴有阴道流血。

②子宫先兆破裂：没有动过手术的子宫，发生破裂的机会极为罕见。子宫破裂较常发生于子宫曾有过伤口的孕妇。子宫破裂会因出血量大，而造成孕妇及胎儿双双发生休克、缺氧及死亡的可能。

子宫破裂常在瞬间发生，之前产妇感觉下腹持续剧痛，呼吸急促，此时为先兆子宫破裂；子宫破裂瞬间撕裂样剧痛，破裂后子宫收缩停止，疼痛可缓解，随着血液、羊水、胎儿进入腹腔，腹痛又呈持续性加重，孕妇呼吸急促，面色苍白，脉搏细数，血压下降，陷于休克状态。

为了避免意外情况的发生，孕妇需和经验丰富的医生保持联系，并定期进行跟踪检查，以便医生掌握最为准确的情况。一旦出现特殊症状，一定要及时去医院就诊。

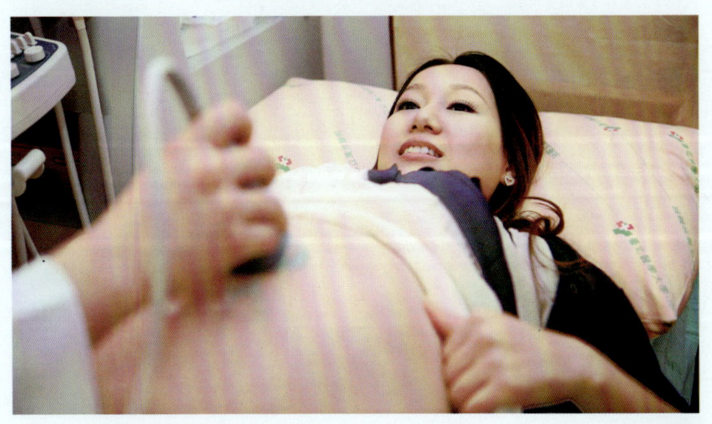

20 孕晚期腹部为何硬邦邦的

孕晚期肚子硬邦邦的现象称为希克收缩。这种子宫收缩的作用在于可为胎儿娩出后子宫迅速收缩做准备。希克收缩通常无痛，极少数孕妇会有不适感。希克收缩开始于子宫顶部，一直向下延续，一般持续30秒或两分钟。怀孕9个月时，随着妊娠接近尾声，希克收缩越来越多，有时甚至出现疼痛。

希克收缩的力量虽然不能娩出胎儿，但子宫收缩有助于宫颈扩张，能为分娩助一臂之力。子宫收缩期间，为缓解不适，可躺下来放松，或站起来四处走动，变换姿势会使宫缩停止。

希克收缩并不是真正的阵痛，孕妇不容易分辨希克收缩和引起早产的子宫收缩，应在就诊时向医生描述这种子宫收缩的情形。如果属于早产高危孕妇、子宫收缩过频(每小时达4次或更多)、子宫收缩伴阴道分泌物增多或下腹部疼痛，就应及时就诊。

21 孕晚期为何关节松弛

孕期受胎盘激素影响，孕妇全身关节均发生程度不等的松弛，以骨盆关节松弛最明显。X线照射发现，孕妇耻骨联合在妊娠前半期就开始松弛，在妊娠最后三个月最明显，在产后3~5个月可完全恢复。

妊娠足月时，骶髂关节向上滑动，骨盆各关节活动性增大，在膀胱截石位时骨盆各关节间的移动性最大，可使骨盆出口直径增加1.5~2厘米。许多孕妇在孕30周时测骨盆为漏斗骨盆，足月时复查为正常骨盆。骨盆关节过度松弛会给孕妇带来不便。

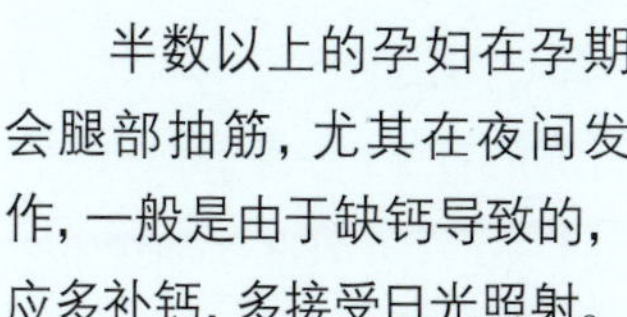

22 准妈妈腿抽筋怎么办

半数以上的孕妇在孕期会腿部抽筋，尤其在夜间发作，一般是由于缺钙导致的，应多补钙，多接受日光照射。

准妈妈腿抽筋的原因

孕妇体重逐渐增加，双腿负担加重，腿部肌肉常处于疲劳状态；另外，怀孕后对钙的需要量明显增加。孕中晚期，准妈妈每天钙的需要量增加为1200毫克。

如果膳食中钙及维生素D含量不足或缺乏日照，就会加重钙的缺乏，从而增加了肌肉及神经的兴奋性。夜间血钙水平比日间要低，故小腿抽筋常在夜间发作。

准妈妈一旦发生抽筋，只要将足趾用力向头侧掰动，或用力将足跟下蹬，使踝关节过度屈曲，腓肠肌拉紧，症状便可迅速缓解。

避免腿部抽筋的措施

- 不要使腿部肌肉过度疲劳。
- 不穿高跟鞋，穿平底鞋。
- 每天晚上睡觉前可按摩腿和脚。
- 多摄入含钙及维生素D丰富的食品，如牛奶、鱼类、豆制品等。
- 适当进行户外活动，白天多接受日光照射。
- 必要时可加服钙剂和维生素D。

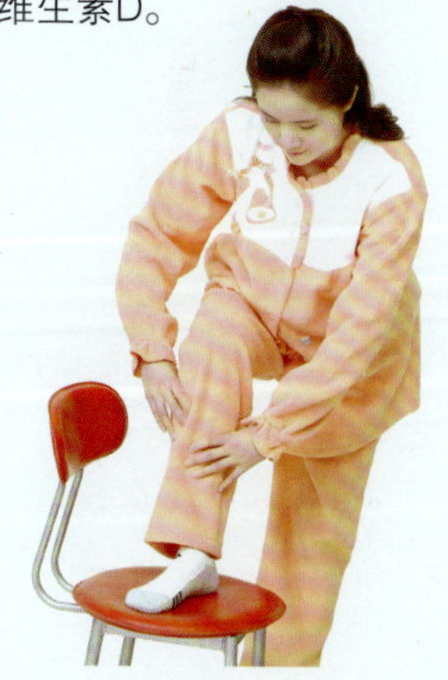

下肢静脉曲张的应对措施

孕妇怀孕时，下肢和外阴部会出现静脉曲张，且会随着妊娠月份的增加而加重。静脉曲张常伴随多种不适，如腿部沉重感、热感、肿胀感、蚁走感或疼痛、痉挛等。这种不适可由于久站、疲劳和天气炎热而加重，在黄昏时会更为严重。

减轻静脉曲张的措施

- 注意休息，莫久坐或负重，减少站立走路的时间。

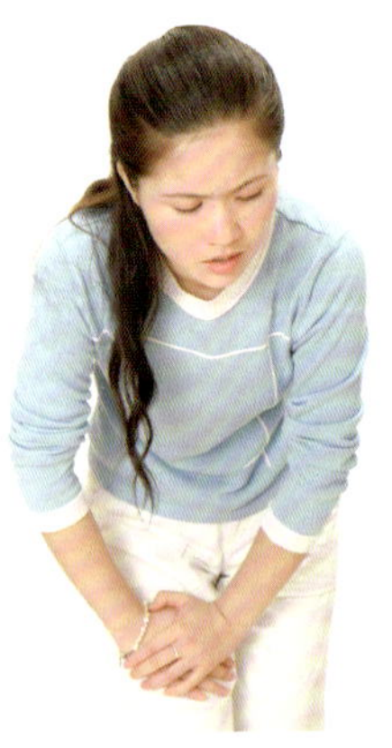

- 每天步行半小时，穿合脚的鞋子，不穿高跟鞋。下班回家后，赤脚或穿拖鞋可改善足部血循环。
- 睡觉时，稍稍抬高双腿，可在脚下垫个枕头或坐垫，让脚抬高30厘米。
- 减少增加腹压的因素，如咳嗽、便秘等。入厕时间不宜过长。
- 不要穿太紧的袜子和靴子，也不要用力按摩腿部。
- 已出现静脉曲张的孕妇应避免长时间日晒，避免靠近热源，如暖气片、火炉等。
- 不要用太热或太冷的水洗澡，洗澡水与体温相同。
- 症状较重的孕妇需卧床休息，用弹力绷带缠缚下肢，预防静脉结节破裂出血。
- 少吃甜食、咸食和高脂肪食物。

24 准妈妈小便失禁怎么办

有的准妈妈在咳嗽、打喷嚏、大笑或跑步时，不能控制小便而出现尿失禁。这可能只是一时尿道括约肌功能失调，但如果时间较久，就属于病态。

孕期小便失禁的饮食对策

◆多吃富含纤维素的蔬菜、水果。

◆多吃营养丰富、容易消化的食物，如牛奶、鸡蛋等。

◆不要常下蹲，避免重体力劳动，莫提重物，以免增加腹压。

◆积极治疗咳嗽，多吃蔬菜水果，保持大便通畅，减少腹压。

◆每天进行盆底肌肉功能锻炼，有节奏地收缩肛门和阴道，每次5分钟，每天2~3次，一个月后会有明显效果。

25 孕晚期如何缓解尿频

孕晚期孕妈咪会频频出现尿意，总去厕所。但尿后又总觉没有将尿排尽，这是因为胎儿的头部已经进入盆腔，压迫膀胱的结果。为缓解尿频，可采取下面的做法：

- 尽可能控制盐分摄入。
- 感到有尿意时不要忍尿，要马上排出。
- 如果排尿时有疼痛感，且尿液浑浊，甚至有血尿，可能患了膀胱炎或尿道炎，需要马上看医生。
- 由于白带增多，易引起外阴部不洁，细菌有可能感染膀胱和尿道，使孕妈咪患上膀胱炎或尿道炎，加重尿频。每次排便后，一定注意由前向后擦拭。

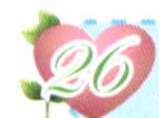

警惕仰卧位综合征

什么是仰卧位综合征

有些孕妇在孕晚期仰卧时会出现头晕恶心、出冷汗、眼前发黑甚至虚脱等症状，严重时会引起子宫蜕膜小动脉破裂出血，导致胎盘早期剥离。这种现象称为仰卧位综合征。

仰卧位综合征的病因

从孕10～12周开始，由于外周血管的扩张，下腔静脉的血流量、回心血量及心脏搏出量均增加，孕28～32周达到高峰，以后逐渐下降。孕妇仰卧时，由于不断增大的子宫压迫下腔静脉，使回心血量减少，心脏搏出量减少，血压下降，从而出现心悸、出冷汗、面色苍白等症状。

此时只要转向左侧卧位，子宫对下腔静脉的压迫会解除，上述症状将随之消失。

左侧卧位的益处

孕妇睡觉时采取左侧卧，可避免子宫对下腔静脉的压迫，防止仰卧位综合征的发生，还能增加胎儿血液供应，减少子宫对下腔静脉回流的阻力，减轻妊娠水肿现象。

妇女怀孕后肠蠕动减弱，使大便积存在肠腔。大约有80%的孕妇子宫会右旋，使右侧输尿管受到骨盆、子宫及胎头的三重挤压，孕妇易患右侧肾盂肾炎。左侧卧时，右旋的子宫得到纠正，从而减轻子宫对右侧输尿管的挤压，可避免孕期泌尿系统感染。

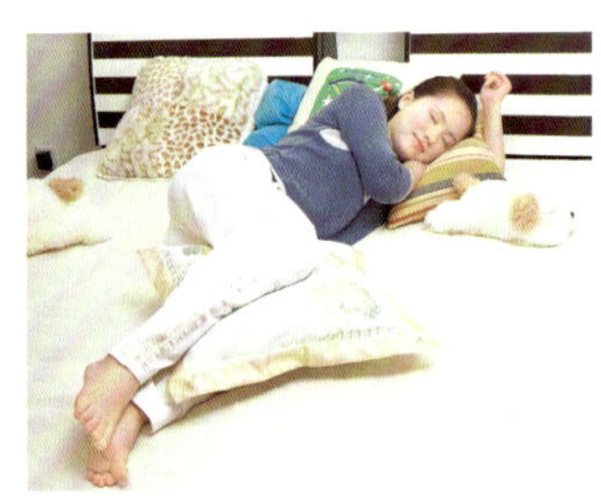

27 如何克服临产恐惧

临产是指成熟或接近成熟的胎儿及其附属物由母体产道娩出的过程。有的孕妇对临产非常恐惧，害怕痛苦和意外，其实是没有必要的。

揭秘临产的全过程

妇女怀胎10个月，胎儿在母体内生长发育280天便发育成熟。当胎儿发育成熟后，子宫发生收缩，孕妇感到腹部阵痛，宫颈口扩张，胎儿及其附属物经母体阴道排出，即生产的全过程结束。

临产时过分紧张会造成分娩困难

怀孕分娩属于自然生理现象，产妇不必惊慌恐惧，又有接生医生的帮助，自会顺利分娩。如果临产时精神紧张，忧心忡忡，就会影响产力，导致产程延长，造成分娩困难，带来不必要的麻烦和痛苦。

缓解临产紧张的饮食对策

准妈妈临产前一般心情比较紧张，不想吃东西，或吃得不多，所以，应吃点营养价值高的食物，如鸡蛋、牛奶、瘦肉、鱼虾和大豆制品等。同时，要求食物应少而精，防止胃肠道充盈过度或胀气，以便顺利分娩。分娩过程中消耗水分较多，因此，临产前应吃含水分较多的半流质软食，如面条、大米粥等食物。切忌临产前吃油煎、油炸食品。

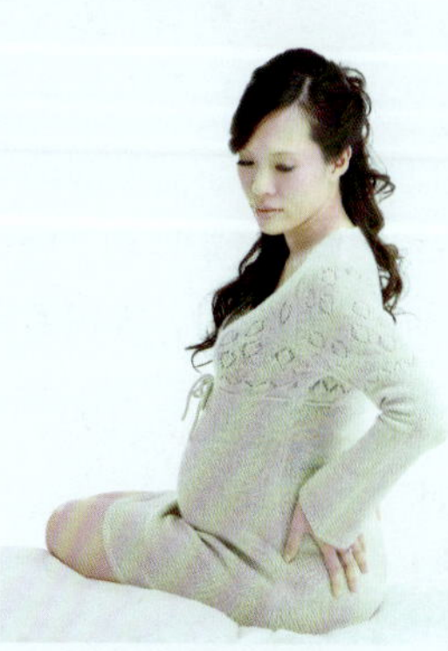

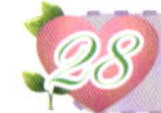

缓解分娩紧张的放松训练

放松训练是通过肌肉放松训练和腹式呼吸训练来帮助产妇缓解恐惧、紧张、焦虑的情况，减轻分娩引起的疼痛，使分娩过程更加顺利。

放松训练的原理

当人的全身处于松弛状态的时候，心率就会下降，血压就会降低，头脑变得清醒，轻松愉快，从而取代不良应激所致的心理—生理反应，阻断焦虑、紧张等异常反应。

另外，腹式呼吸训练既具有稳定情绪的作用，又可减弱因子宫收缩而引起的强烈刺激，松弛产道周围肌肉的紧张，促进宫颈口的扩张，加速胎儿的娩出，减少异常分娩的产生。

放松训练的做法

放松训练的具体做法是：当规律宫缩开始后，让产妇保持镇静和放松，顺其自然地发展，可采用侧卧位，让全身放松。

当每次宫缩开始的时候，两腿应轻松放开，双膝微微屈曲，两手的拇指张开，其余四指并拢，轻放于下腹部围成三角形，进行腹式深呼吸，即深吸气时使下腹部鼓起，呼气时使下腹部自然恢复原状。

宫缩过后调整呼吸和全身肌肉，使其由紧张到放松，特别要使下腹部和会阴部肌肉放松，以利于充分休息。

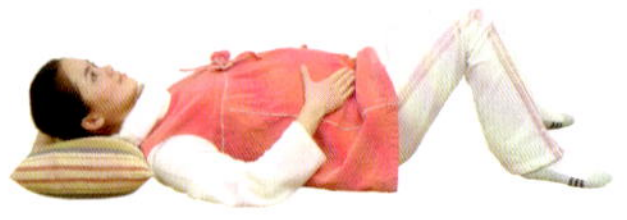

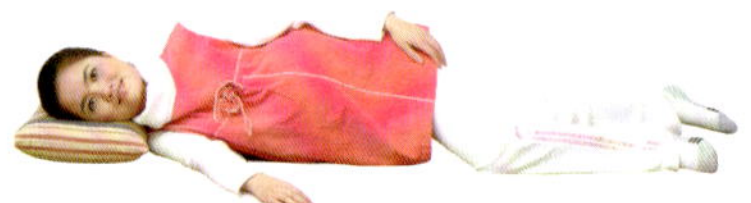

29 有利分娩的孕晚期体操

第1节：放松练习训练

目的：避免分娩时用力不当，用平和的心态从容面对分娩。

动作要领：仰卧，放松。垫高头、膝及脚底三处，使全身肌肉放松，自然呼吸，体会放松的感觉。换侧卧，放松。

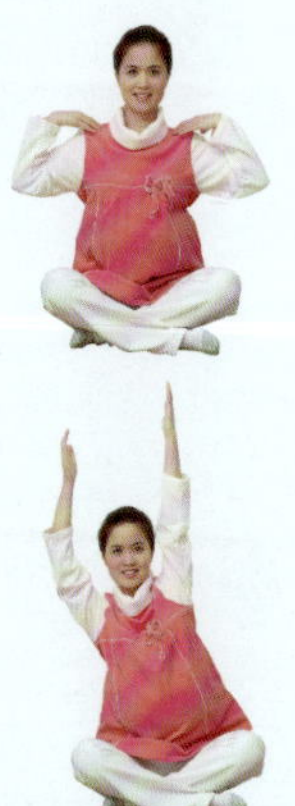

第2节：盘坐伸展运动

训练目的：活动股关节，柔软骨盆底肌肉，使产道容易扩张，帮助胎儿顺利通过产道。

动作要领：盘腿，将身体重量放于两膝，边吐气边做。双手放肩膀上，向上举，一手向上拉伸，高度比另一只手高，放松，换另一只手。接下来扩胸，手上举，深呼吸。

第3节：鸵峰下垂运动

训练目的：锻炼支撑骨盆与脊柱的肌肉，加强腹部肌肉韧性，以便分娩时用力。

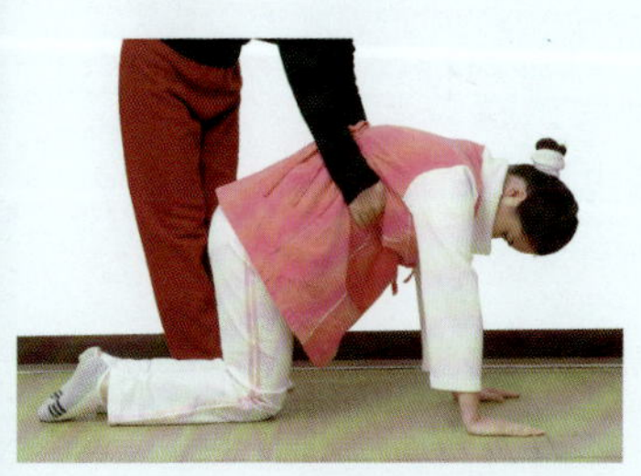

动作要领：双手与双膝触地，伸展腰部与背部。准爸爸双手扶住准妈妈两胁处。准妈妈边吸气边收缩肛门。头朝下，在准爸爸的协助下，将背部弯成弓状，慢慢吐气，放松肛门，抬头，重心前移，放松背部。

第4节：抬腿运动

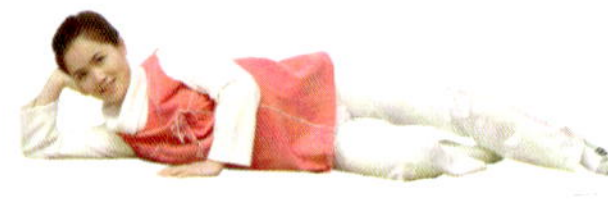

训练目的：锻炼支撑骨盆关节的肌肉，柔软骨盆底部肌肉，有助于分娩顺利进行。

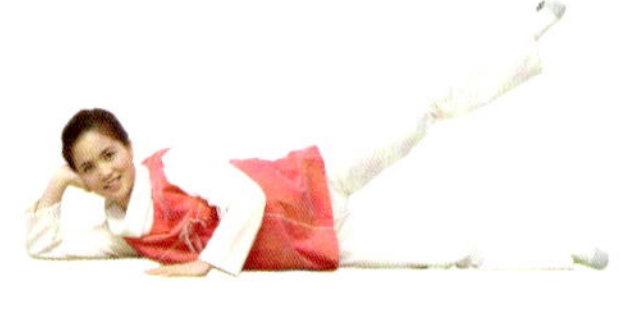

动作要领：侧卧，单手支撑头部，一腿弯曲，脚尖撑地，接着脚往上伸直，脚尖、膝盖打直，然后从膝盖开始放松，恢复原来的姿势。完成以后，做另一侧。

第5节：凯格尔运动

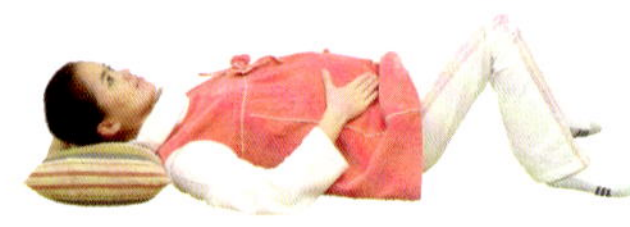

动作要领：平躺，双膝弯曲，两脚打开相距30厘米，脚底贴地，头部和肩膀用枕垫撑靠，双手平放两侧。绷紧阴道和肛门肌肉，尽可能持续收缩状态8~10秒钟，然后放松肌肉。

第6节：骨盆倾斜运动

动作要领：平躺，双膝弯曲，两脚打开相距30厘米，脚底贴地，头部和肩膀用枕垫支撑，双手平放在两侧。将后腰下压，顶向地板，同时呼气，然后吸气，放松脊椎骨。同样的动作重复数次。这项运动也可采取站立姿势进行，背部贴墙而站，边吸气边将后腰向后贴。

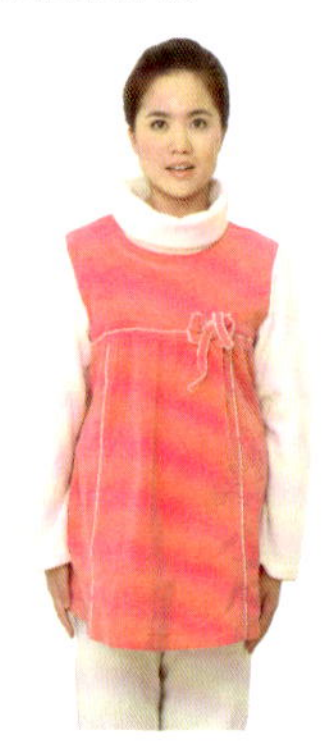

第7节：腹压运动

训练目的：生产时利用此运动配合子宫收缩，能产生推送胎儿的力量，加速胎儿娩出。

动作要领：采取半坐卧的姿势，双手绕过大腿下，将大腿向外伸展，想象此时要将胎儿生出，深吸一口气，憋住，将下巴贴在胸前，假装用力把横膈膜向下压，像要排大便的样子。切记，练习时不可真正用力，到了生产时再真正用力。早晚各做5～6次。最好丈夫或家人能帮忙撑住孕妇的腰及背，或用棉被枕头支撑腰背，让孕妇做此运动时舒服一些。

第8节：腹式呼吸运动

训练目的：阵痛开始时，腹式呼吸可松弛腹部肌肉，减轻产痛，分散对产痛的注意力。

动作要领：平躺，双腿微弯，用鼻子深吸气，使腹部凸起，胸部保持不动，再慢慢用嘴吐气，松弛腹部肌肉。早晚各做10～15次。

第9节：哈气运动

训练目的：当胎头娩出时做此运动，可避免胎儿快速娩出所造成的婴儿损伤或产妇会阴及产道撕裂伤。

动作要领：平躺，腿伸直，张口做浅式快速呼吸，每秒钟呼吸气1次，每呼吸10次休息一下再做，早晚各做4～5次。

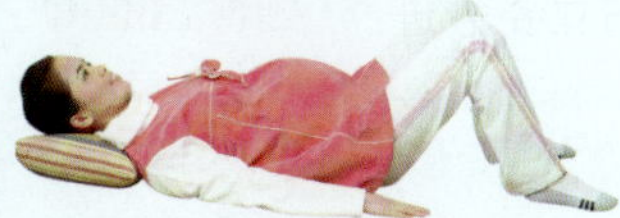

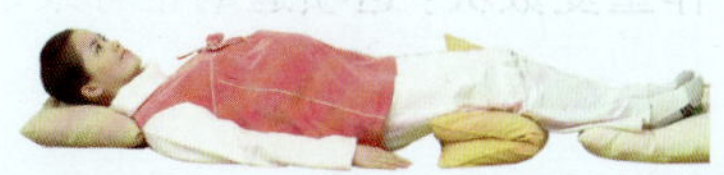

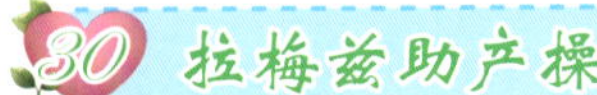

什么是拉梅兹分娩法

拉梅兹分娩法由俄罗斯医生发明，1951年由法国医生拉梅兹博士整理并系统化，因此得名。

拉梅兹分娩法是指从孕早期到分娩，通过对神经肌肉控制、产前体操及呼吸技巧训练的学习过程，有效地让产妇在分娩时将注意力集中在对自己的呼吸控制上，从而减轻疼痛，适度放松肌肉，在阵痛和分娩过程中保持镇定，达到加快产程并让婴儿顺利出生的目的。

拉梅兹分娩法的作用

如果在分娩前用心练习拉梅兹分娩法，即做助产体操、身体放松和呼吸技巧等练习，那么当阵痛来临时会帮助产妇减轻痛苦，有助于宝宝顺利出生。

拉梅兹体操练习准备

◆环境要温暖清洁，按季节冷暖穿着孕妇运动衫。

◆在客厅地板铺上瑜伽垫，或在床上练习。

◆练习前先排空膀胱，练习时不要过度疲劳。

◆可以播放一些优美的胎教音乐。

拉梅兹体操练习注意事项

◆练习中，孕妇不要勉强，应在身体无疲劳感的情况下进行，不可过度练习。

◆如果孕妇患有心肺疾病或有流产征兆，就应遵照医嘱适度练习。

◆练习中，准爸爸最好陪伴在旁，帮准妈妈准备椅子和垫子，随时扶一下妻子等。准爸爸多对妻子说些鼓励的话，不要让妻子感到练习枯燥，从而能够一直坚持下来。

第1节：腿部运动

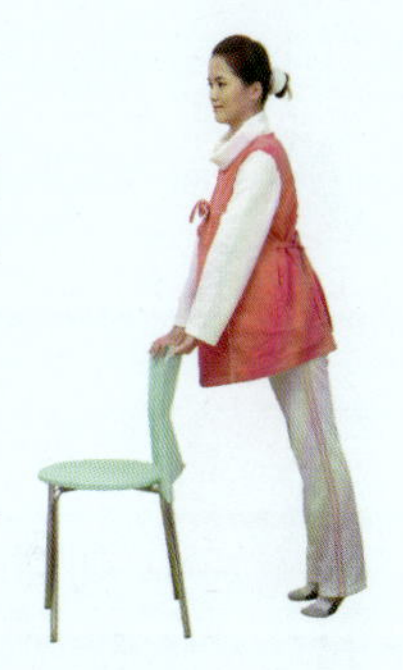

练习方法： 双手扶着椅背，左腿固定站好，右腿转动360度；待动作复原后，换另一条腿做同样练习。

作用： 锻炼骨盆和会阴肌肉，促进分娩。

提示： 可从孕早期开始进行，每天早晚各做6次。

第2节：盘腿坐式练习

练习方法： 盘坐在地板的瑜伽垫上或床上，小腿交叉，一前一后，使两膝分开。

作用： 可加强腹部肌肉力量，增加骨盆关节韧带的弹性，预防怀孕晚期因子宫增大压迫而引起的腿部肌肉抽筋。

提示： 可从孕三月开始进行，每天做1次，从5分钟逐渐增加到30分钟。

第3节：腰部运动

练习方法： 双手扶住椅背，慢慢吸气，手臂用力将身体的重量集中在椅背上；脚尖立起，抬高身体，挺直腰部，然后慢慢呼气，放松手臂，脚站立恢复原来的样子。

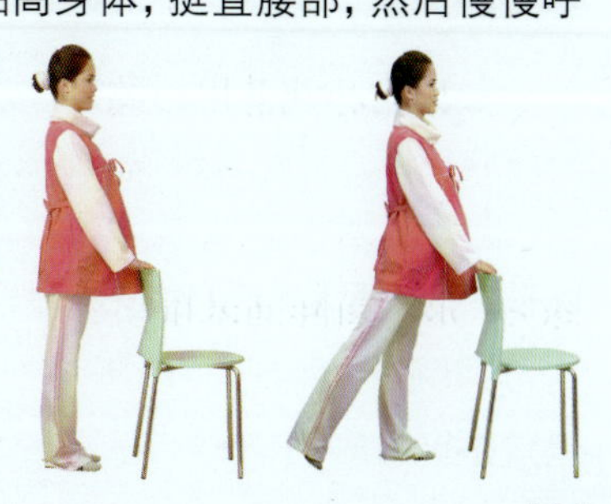

作用： 可减轻分娩时的腰痛感，增加阴部和腹部肌肉的弹性，有助于胎儿从阴道娩出。

提示： 可以从怀孕6个月开始进行，每天早、晚各做6次。

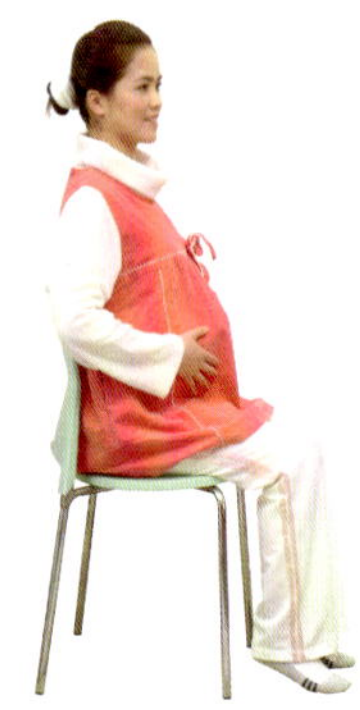

第4节：产道肌肉收缩练习

练习方法：收缩腹壁，慢慢向下用力，犹如排便动作；然后尽量收缩会阴部肌肉，犹如憋便动作，收缩尿道和肛门周围的肌肉。

作用：可以加强阴道和会阴部的肌肉伸展及收缩的能力，分娩时减少阴道裂伤，避免大小便失禁。

提示：可以从怀孕6个月开始进行，每天做两回，每回做3次，不论站、坐、卧或行走姿势均可以。

第5节：胸膝卧式练习

练习方法：俯卧在地板的毯子或床垫上，头转向一侧，双臂弯曲，平贴在胸部两旁的毯子或床垫上；双膝稍分开，与肩同宽，肩部和胸部尽量贴于毯子或床垫上，弯曲双膝，抬高臀部，形成臀高头低位，大腿与小腿成90度直角。

作用：可以使胎头顶到母体横膈处，借重心的改变促使胎儿由臀位或横位转变为头位。

提示：可从怀孕7个半月开始，适用于30孕周后胎位仍为臀位或横位者。最好在饭前、进食后两小时或晨起及晚睡前练习，每天早晚各练习1次，每次5~10分钟，一周后进行胎位复查。

31 学习运动催生法

如果到了预产期还没有动静，准妈妈就要加强运动，学习运动催生法，尽快生产。直立运动能促使胎儿入盆，同时还能锻炼盆底肌肉，增加产力。

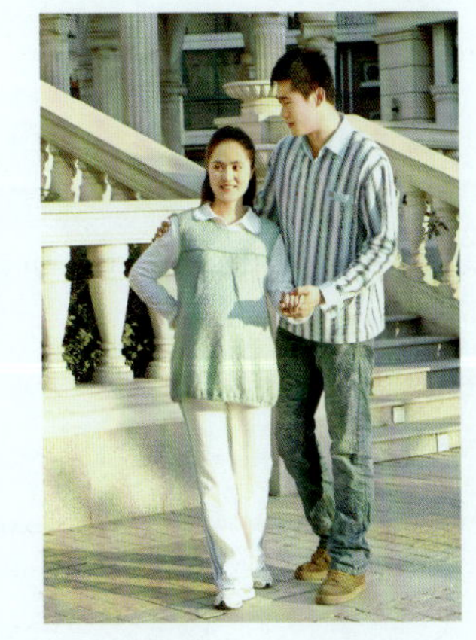

方案1：散步

散步是孕晚期最适宜的运动方式，可帮助胎儿下降入盆，松弛骨盆韧带，为分娩做准备。散步时应边走动，边按摩，边和腹中的宝宝交谈。

散步时间：散步可分早晚两次，每次30分钟左右，也可以早中晚共三次，每次20分钟。

散步地点：散步最好选择环境整洁清幽的地方，不要在马路边散步，汽车尾气会让准妈妈吸入过多的铅。

方案2：爬楼梯

经常可以听到医生对已经过了预产期还没有动静的准妈妈说："去爬楼梯吧！"爬楼梯可以锻炼大腿和臀部的肌肉群，可以帮助胎儿入盆，使第一产程尽快到来。

平时可爬单元楼内的楼梯，午后可找一小山坡走走，山上林木众多，午后2~4时正是草木释放氧气的时间，准妈妈可以借爬山充充氧。如果觉得累的话，要及时休息，下楼梯时要留心脚下，注意安全。

方案3：产前体操

产前体操在国外非常流行，体操不但可以促使胎头入盆，而且可以增加骨盆底肌肉的韧性和弹性。

方案4：催生体操

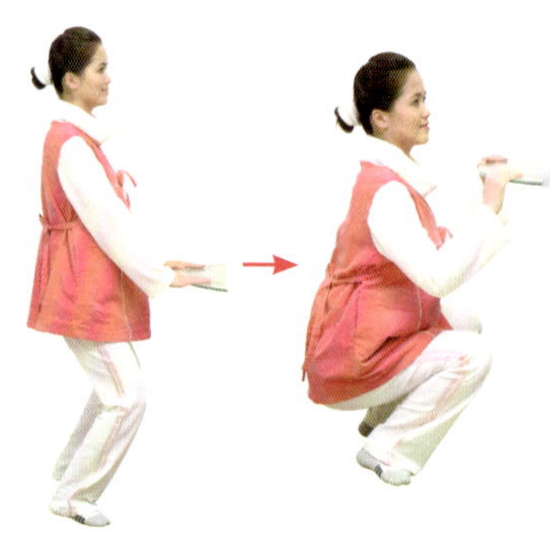

① 小马步：手扶桌沿，双脚平稳站立，慢慢弯曲膝盖，骨盆下移，两腿自然分开，直到完全屈曲。接着慢慢站起，用脚力往上蹬，直到双腿直立为止，重复数次。

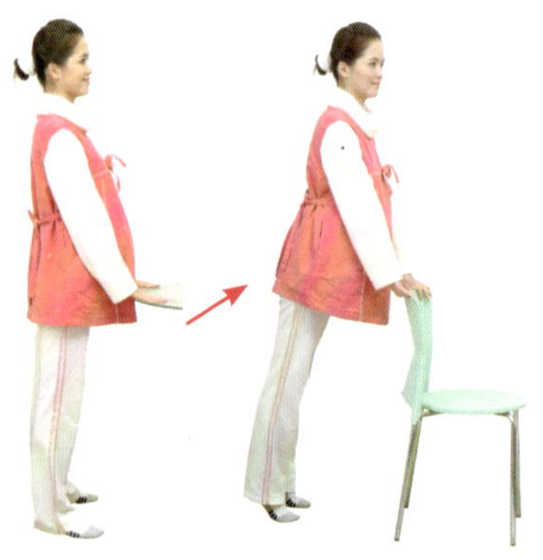

② 腰部运动：手扶椅背，慢慢吸气，同时手臂用力，脚尖立起，腰部挺直，使下腹部紧靠椅背，然后慢慢呼气，手臂放松脚还原，早晚各做5~6次。

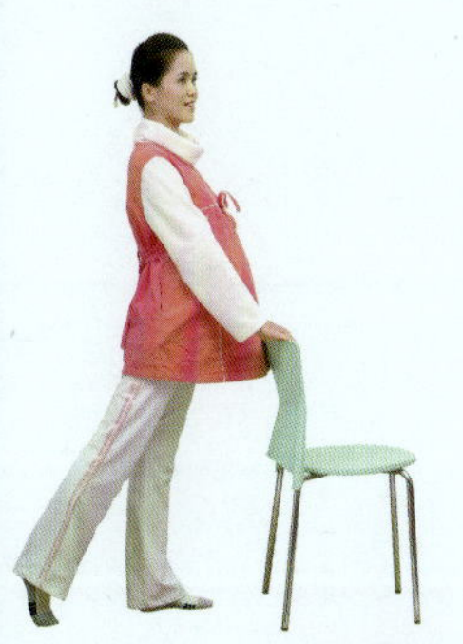

③ **腿部运动：**手扶椅背，右腿固定，左腿做360度转动（画圈），做毕还原，换腿继续做，早晚各做5~6次。

④ **骨盆运动：**双手双膝着地，吸气弯背，呼气，同时抬头，上半身往后仰，反复10次。

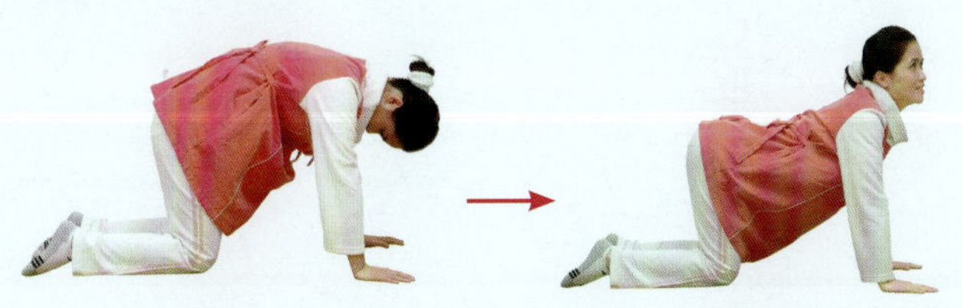

⑤ **加力运动：**仰卧，深呼吸，长且强地呼气，同时向下使劲。

⑥ **阴道肌肉运动：**仰卧，慢慢收缩阴道肌肉，往上收臀部，数到五以后慢慢落下，反复10次。

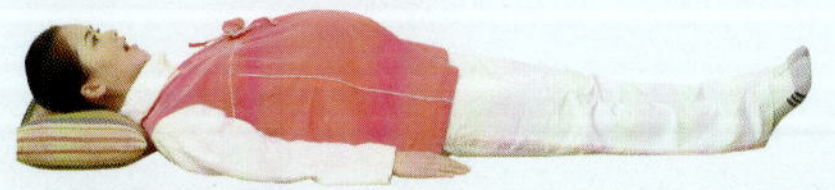

精彩链接

预产期并不是孩子出生的准确时间，只有1/4的孩子会遵守约定，如期降临尘世，但是还有1/4以上的孩子都会比预产期出生得晚。

32 避免孕期肥胖

孕期肥胖的原因

孕期肥胖主要由营养过剩、吃得太多和缺乏运动引起。孕12周时早孕反应停止，孕妇食欲增加，往往吃得太多。加上活动较少，热量无法消耗，脂肪便堆积起来，妊娠结束时，体重就会增加很多。

孕妇体重增加的正常范围

从怀孕到分娩前，孕妇体重一般增加8~12千克。体重增加的差异与孕前胖瘦有关。调查得出以下孕妇体重增加值范围：40千克的孕妇体重增加12千克；50千克的孕妇体重增加10千克；60千克的孕妇体重增加8千克；70千克的孕妇体重增加4千克。

以上体重增加主要分布到胎儿体重（3~3.5千克）、羊水（500克）、胎盘（500~600克）及孕妇体内水分贮留及脂肪储存量等部分。

妊娠期高血压、糖尿病与肥胖有关

妊娠期高血压疾病及糖尿病对母子都有不良影响。这两种疾病都与肥胖有关。

研究发现肥胖度越高，并发妊娠期高血压疾病及糖尿病的机会愈大。比标准体重肥胖40%的人，孕期发生妊娠期高血压疾病的机会增加3.5倍；孕期发生糖尿病的机会增加14倍。

孕期应避免肥胖，肥胖孕妇应及时发现和治疗妊娠期高血压疾病及糖尿病。

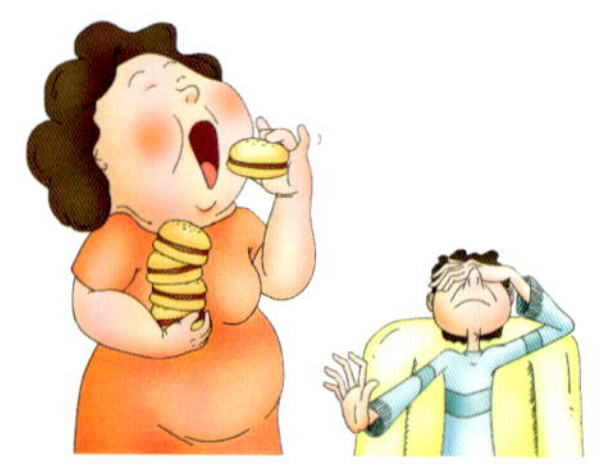

妊娠期高血压疾病饮食疗法

什么是妊娠期高血压疾病

妊娠期高血压疾病是指孕20周后出现血压高、蛋白尿、水肿症状，严重时可引起抽搐、颅内出血、心衰、胎盘早剥、胎死宫内。妊娠期高血压疾病的发生与饮食方式有很大的关系。调查表明，在妊娠期高血压疾病发生前，都会存在水分和盐摄入过量情况，从而使水肿加重。

妊娠期高血压疾病饮食疗法

- 多吃鲜菜，如芹菜、西红柿、黄瓜等，多吃凉拌菜，这样既可保证食品的新鲜与营养成分不被破坏，还能有效刺激孕妈咪的食欲。
- 准妈妈应少吃腌制品，如咸肉、咸菜、咸鱼等。调味品应少用，尤其是辣椒面及芥末等刺激性较强的调料。
- 油脂过重的食品也会加重病情，应少吃油炸的食品和奶油制品，以免引起腹胀及消化不良的症状。
- 咖啡中含有咖啡因，睡前不宜饮用。各种碳酸、果汁饮料中多含添加剂，最好不要饮用。
- 钙的补充不仅可以保证胎儿的健康生长，还具有预防妊娠期高血压疾病的作用。准妈妈要多吃鱼、鸭、玉米、豆类、牛奶、海带、芝麻酱等食物。

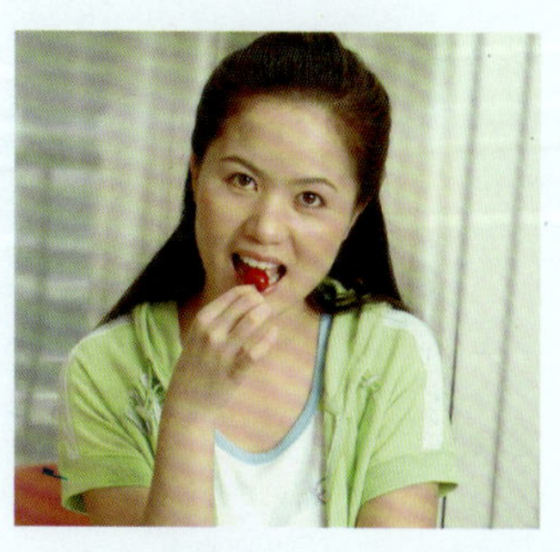

34 什么是胎儿宫内生长受限

怀孕期间，孕妇子宫底高度会逐渐增高，腹围逐渐增大，胎儿身长与体重会成比例增加。若未正常增加，就属于胎儿宫内生长受限。

如果孕中期孕妇腹部隆起明显小于正常孕月，就说明胎儿生长受限，其体重低于相同孕龄胎儿。妊娠期胎儿生长受限可以通过产前检查来发现。如果发现孕妇的体重两次检查间不增长或宫高不增长，B超测量胎儿大小小于孕周两周以上，就应该考虑胎儿生长受限了。

宝宝为什么长的慢

孕妇本身的一些疾病可直接影响胎盘的供血、供氧，从而影响胎儿的生长；偏食、挑食的孕妈咪由于营养的缺乏，也会导致胎儿生长受限；胎儿本身的疾病或先天缺陷也是一个重要原因。

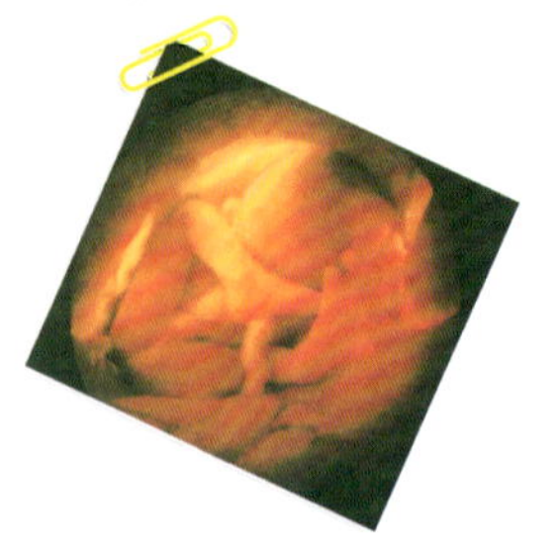

如何预防胎儿生长受限

胎儿生长受限的预防方法除了积极治疗孕妇的合并症外，还应提高饮食质量，增加饮食中蛋白质的摄入量。

因为不同种类的动物肉、鱼肉、蛋及牛羊奶中所含氨基酸的种类及数量不同，准妈妈应摄取多种食物，合理搭配荤素，才能改善营养状态。多食用新鲜和多品种的蔬菜及水果，保证维生素的足够补充。每天保证吃两个鸡蛋。

35 什么是羊水过多

正常妊娠羊水量随孕周的增加而变化，妊娠期羊水量超过2000毫升，称为羊水过多。

羊水过多的原因常常与胎儿消化道畸形、无脑、脑脊膜膨出及多胎妊娠、胎盘血管吻合枝增多、孕妇合并症等因素有关。一般来说，羊水量超过3000毫升时才出现压迫症状，羊水量愈多，症状愈明显。多数情况下，羊水缓慢增多，压迫症状不明显，孕妇能逐渐适应。产前检查时，胎位常常摸不清，胎心音遥远或听不清。

如果羊水过多，应及早行B超检查，看胎儿有无畸形，如果有胎儿畸形，就应及早终止妊娠；如果存在其他病因，则应在医生指导下配合治疗。

36 什么是羊水过少

孕足月时羊水量少于300毫升，称为羊水过少。

孕妇羊水过少常无自觉症状。只有在医生做了腹部触诊，行B超检查后才能确诊。羊水过少有以下原因：

- 过期妊娠时胎盘缺血缺氧、功能减退。
- 胎膜本身病变。
- 胎儿异常。

羊水过少若发生在孕早期，胎膜和胎体发生粘连，可影响胎儿发育；若发生在孕中期，子宫四周压力作用于胎体，易引起胎儿斜颈、曲背、手足畸形、发育不全；若发生在孕晚期，会导致胎儿宫内窘迫、新生儿窒息或围产儿死亡。

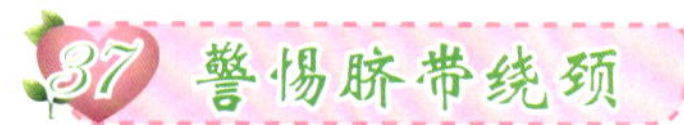

37 警惕脐带绕颈

脐带缠绕是常见现象，包括绕在胎儿的颈部或肢体上，以缠绕1~2圈居多，3圈以上者少见。

脐带缠绕对妊娠的影响取决于缠绕的松紧与脐带的长短。在妊娠期，脐带缠绕少于两周者很少会引起胎儿缺氧，孕妇只要注意胎动情况，就可以了解胎儿情况。缠绕过紧可影响脐血流通，从而造成胎儿缺氧甚至死亡，此种情况多发生于临产后，随着胎头的下降而脐带越来越紧。因此，临产后要加强对胎心的监测，及时发现胎儿缺氧，可行剖宫产挽救胎儿。

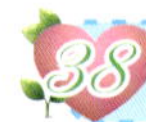

38 宝宝会在妈妈的肚子里打嗝吗

在妊娠后半期，准妈妈有时会觉得腹部有规则地出现轻微痉挛，这就是胎儿在打嗝。

胎儿打嗝在妊娠晚期很常见，有的胎儿一天打嗝数次，而且天天打嗝；有的胎儿从来不打嗝，这种情况可持续到出生以后。一般认为，胎儿打嗝无害。

需要与胎儿打嗝区别开的情况是，很多孕妇可感觉到自己的动脉跳动，这种情况常见于孕妇仰卧位时，这与子宫压在腹主动脉上方有关，改变体位后这种跳动感就会消失。

39 什么是胎位不正

正常的胎位是胎头俯曲，枕骨在前，分娩时头部最先进入骨盆。如果胎头仰伸或枕骨在后，或臀位或横位，都属于胎位不正。

胎位不正的发生原因

胎位不正与胎儿的妊娠周数、骨盆腔的大小与形状、子宫内胎盘的大小与着床的位置、多胎次经产妇松弛的腹肌、多胞胎妊娠、羊水不正常、脐带太短、是否有子宫内肿瘤（如子宫肌瘤等）或子宫先天性发育异常（如双角子宫或子宫内膈膜）等因素有关。

如果在孕36周经检查发现胎位不正，虽然有极少数孕妇在临盆生产前仍然有纠正胎位的机会，但是妇产科医师此时会和孕妇进行讨论，选择适当的生产方式。

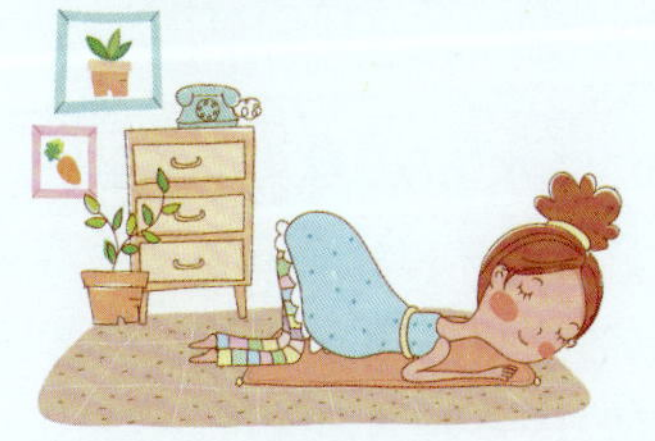

胎位不正孕妇大多采用剖腹生产

胎位不正到底能否自然生产？胎位不正的生产方法及处置有多种方法，由于剖宫产的安全度高于阴道生产，阴道生产的不确定性因素较多，且难以控制，因此存在胎位不正的孕妇大多采用剖宫产。

胎位不正的处理原则以维护母体与胎儿的生命与健康为首要条件。只要按时接受正规的产前检查，听从产科医师的指点，并配合医嘱，选择最有利的生产方式，就可生下健康活泼的小宝贝。

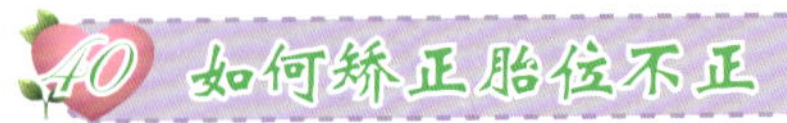

40 如何矫正胎位不正

胎位不正的孕妇可在医生指导下通过采取膝胸卧位来纠正胎位。

其实，胎位不正本来就是常见情况，尤其在怀孕初期，有1/4的孕妇存在胎位不正的现象。到足月临盆时，也有5%的孕妇依然胎位不正。

也就是说，在足月之前为纠正胎位所做的处置有可能是徒劳无功的。为数不少的医生认为膝胸卧位事实上效果不明显，并且在怀孕时期做这种运动并不舒服，也不容易持久，以至于很多孕妇都半途而废。大多数产科医生会建议孕妇在不致引起身体不适的状况下，多尝试这些行为。

矫正胎位不正的方法

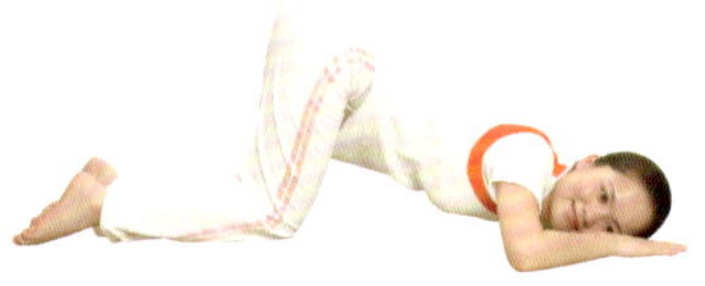

在医生指导下，孕妇在床上采取跪伏姿势，两手贴住床面，脸侧贴床面，双腿分开与肩同宽。胸与肩尽量贴近床面，双膝弯曲，大腿与地面垂直。维持此姿势约两分钟，慢慢适应后可逐渐增加至5~10分钟，每日做2~3次。

41 什么是胎膜早破

在出现规律宫缩前胎膜破裂、羊水流出，称为胎膜早破。胎膜早破多发生在妊娠晚期，孕妇会突然感到有液体从阴道流出，一股一股似排尿，偶尔可伴脐带脱垂(主要见于臀位或胎头高浮者)或宫腔感染，需要及时处理，应及时送往医院。

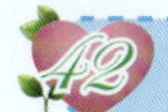

42 孕晚期阴道出血应警惕前置胎盘

前置胎盘是孕晚期阴道出血的主要原因之一。孕晚期如果出现阴道出血，应警惕前置胎盘。

胎盘位置在正常情况下附着于子宫体的前壁、后壁或侧壁。怀孕28周后，如果胎盘附着于子宫下段，或者胎盘下缘达到或覆盖宫颈内口，就称为前置胎盘。前置胎盘是孕晚期阴道出血的主要原因之一。前置胎盘对母子都有危害。

孕晚期或临产时出现无痛性阴道流血，是前置胎盘的主要症状。母亲因反复出血导致贫血，甚至大出血引起休克。胎儿会因母亲大出血而早产，如母亲出血、休克，胎儿会在宫内缺氧，甚至胎死宫内。

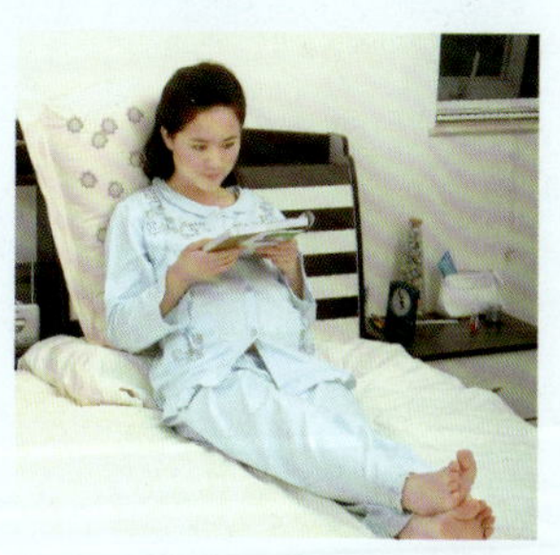

如果孕妇孕期出现阴道流血，应及时到医院就诊，若经检查发现为前置胎盘，则需卧床休息，抑制子宫收缩，解决贫血问题，做好输血准备。不出血的前置胎盘孕妇要提早在妊娠36周时入院待产，由医生根据病情决定治疗方案。

43 疤痕子宫

形成疤痕子宫的原因是剖宫产史和子宫肌瘤剔除史。由于剖宫产次数、手术方式、再次妊娠间隔时间及术后恢复情况等不同，再次妊娠时发生危险的几率也不同。

疤痕子宫的危险性

疤痕子宫妊娠时的危险主要是子宫破裂。子宫破裂可发生在妊娠期间或分娩时刻，可分为不完全破裂和完全破裂。如果胎盘附着于子宫破口处，子宫破裂会迅速导致胎儿死亡。

疤痕子宫的保健

疤痕子宫属于高危妊娠，在孕期需加强保健，预防子宫破裂，注意休息，避免贫血，避免胎儿过大。高危产妇要了解子宫破裂的征兆，如下腹部坠痛、不适等。但要注意，子宫破裂往往没有自觉症状，只能通过妊娠临床观察或B超检查，才能及时发现，一旦确诊需提前住院。

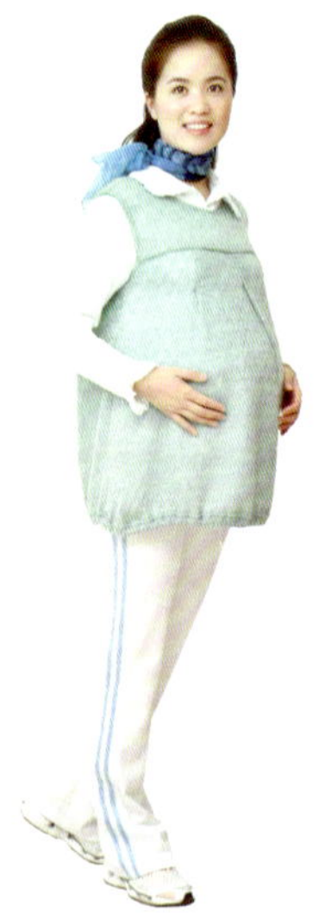

分娩方式的选择

过去对疤痕子宫特别是剖宫产造成的疤痕子宫全部选用剖宫产终止妊娠，即所谓“一次剖宫产，永远剖宫产”。近年来的研究证明，绝大多数妇女剖宫产后再次妊娠时只要分娩条件合适，可以经阴道分娩。

适合剖宫产后经阴道分娩的条件：

- 胎儿体重中等或稍小。
- 孕妇骨盆够大。
- 本次妊娠距上次剖宫产间隔时间超过两年。
- 自然临产及孕妇对阴道分娩充满信心等。

发生哪些情况应马上入院待产

见 红

临产前2~3天阴道会流出少量血性分泌物(也叫“见红”)，是临产的先兆，不是真临产，一般不需要看急诊。妊娠晚期若出现无腹痛性阴道出血，量较多，或伴头痛、头晕、视物不清等，应立即看急诊。

胎动过频

胎动频繁，无间歇地躁动，代表胎儿缺氧，是胎儿因缺氧而挣扎的信号。若不能及时改善缺氧状况，胎动强度会逐渐减弱，次数减少甚至停止，说明胎儿垂危。故对不缓解的频繁胎动应及时去医院查明原因后迅速处理。

胎动减少或消失

正常情况下，胎动每小时不少于3~5次，12小时胎动数为30~40次，多者达100次以上。近足月时，胎头下降，胎动次数减少，是正常现象，但不能少于20次/12小时。

胎动能反映胎儿宫内窒息的情况。脐带受压时，表现为突然强烈胎动；若脐带受压不解除，胎动减少、消失，胎儿就会死亡。胎动异常时，可通过改变体位纠正，如左侧卧、右侧卧或膝胸卧位等。胎动减少或消失是胎儿宫内窒息的紧急信号。孕妇若发现胎动异常，则应尽快就诊。

有规律宫缩

临产前腹痛和腹部发硬是子宫收缩引起的。如果子宫收缩每隔3~5分钟一次，每次持续30~60秒，且间隔越来越短，强度越来越强，伴随宫缩，宫口开大，胎头下降，这是有效宫缩。初产妇出现规律宫缩后一般还有十几个小时才能分娩，此时家属应将准妈妈送往医院就诊待产。

45 不得已再剖宫产

剖宫产并非十全十美。原本只针对不能自然分娩孕妇的剖宫产，今天却成为很多孕妇的首选生产方式，的确令人忧虑。

医生不建议没有任何医学指征的健康孕妇选择剖宫产。与阴道分娩相比，剖宫产并发症多，手术期间出血量多，手术后容易发生感染，伤口愈合比较慢，手术带来的瘢痕、腹腔粘连都可对产妇造成长期的影响。剖宫产术后产妇不能很快恢复正常进食，就会使泌乳减少，哺乳时间推迟，无法顺利及时地给宝宝喂奶。

剖宫产孩子没有经过产道挤压的过程，并发症会比自然分娩的孩子多，抗感染能力较差。剖宫产婴儿患羊水吸入性肺炎和湿肺的可能性极大，严重时可危及生命。与自然分娩孩子相比，剖宫产孩子由于缺乏分娩过程中的应激反应，更易得小儿多动症和小脑不平衡综合征。多动症患儿有60%~70%是剖宫产孩子。小脑不平衡综合征的表现为精细运动协调能力下降，不能胜任穿针、走平衡木等精细活动。

自然分娩 VS 剖宫产

正常情况下，医生会建议用自然分娩的方式生产，孕妈咪不要因为害怕疼痛或难产而选择剖宫产。只有通过自然生产，才能使宝宝在通过产道时得到历练。

国外发达国家的剖宫产比例在15%以内，而我国剖宫产的比例大大超过这个数字。这并不是好现象，为了孩子和母亲今后的健康，专家建议孕妈咪应尽量选择自然生产。

46 积极预防早产

妊娠28～37周就出生，体重不足2.5千克，身长在45厘米以内的婴儿称为早产儿。

早产的危险

早产儿各器官系统未发育成熟，个子小，体重轻，易出现并发症，如肺透明膜病。肺透明膜病表现为进行性呼吸困难、呻吟、青紫、肌张力低下等，死亡率很高，易发生颅内出血、低血糖症、硬肿症及感染等严重并发症。即使抢救后存活，也常伴有智力低下、视力及听力障碍等后遗症。

早产与年龄和环境有关

未满20岁或超过35岁的孕妇早产率增高，尤其是小于20岁者早产发生率是20~34岁组的11倍。从事重体力劳动、工作时间过长、过于劳累都可使早产率增高。情绪波动或精神过度紧张，易发生早产。孕晚期频繁性生活易引起胎膜早破，容易导致早产。早产也与孕妇吸烟和过度饮酒密切相关。

早产与疾病有关

妊娠合并急性传染病和某些内外科疾病，如风疹、流感、急性传染性肝炎、急性肾盂肾炎、急性胆囊炎、急性阑尾炎、妊娠期高血压疾病、心脏病等，易导致早产。孕妇内分泌失调、孕酮或雌激素不足、严重甲亢、糖尿病等，均可引起早产。严重贫血的孕妇，由于子宫、胎盘供氧不足，也可发生早产。孕妇营养不良也容易导致早产。

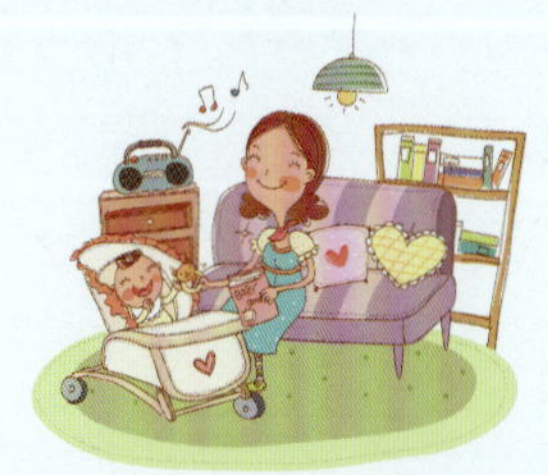

早产与异常妊娠有关

流产对宫颈有损伤，导致宫颈机能不全，使早产率增高。多胎妊娠常导致早产。臀位早产的发生率为20.4%。

预防早产的措施

- 有早产危险的孕妇，应及早预防早产发生。
- 有合并症的孕妇，应配合治疗，不可过于劳累。
- 摄取合理充分的营养，多吃富含蛋白质的食品，多吃新鲜蔬菜。
- 休息时取左侧卧位，以改善子宫、胎盘的血循环，减少宫腔内向宫口的压力。
- 避免急性感染，注意节制性生活。
- 如有早产征兆，如阴道出血、肚子坠痛等，要立即前往医院，以防早产。

双胎妊娠注意预防早产

- 双胎妊娠属高危妊娠，对孕妇和胎儿都有一定危险性，容易出现早产。
- 双胎妊娠易并发贫血、妊娠期高血压疾病、早破水、流产及早产等。
- 双胎妊娠的胎儿容易出现大小不一、低体重儿等。

目前有很多方法可预测早产，包括B超宫颈管长度测量和阴道分泌物早产因子检测等。双胞胎孕妈咪应尽量限制体力活动，较早停止工作，积极预防早产。

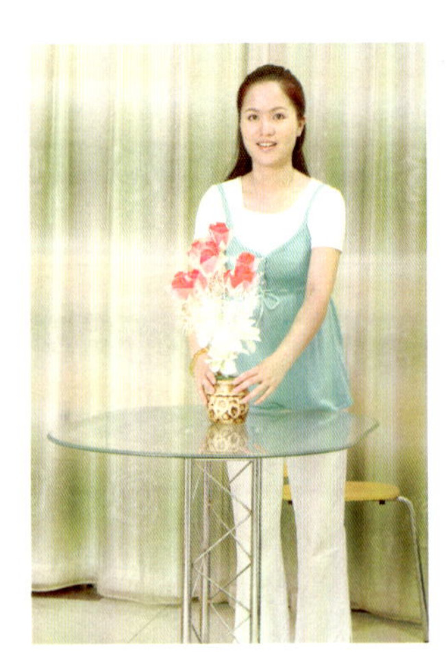

47 过期妊娠怎么办

超过预产期两周以上未分娩，称为过期妊娠。过期妊娠易造成难产或窒息，对胎儿不利，准妈妈要注意避免过期妊娠。

过期妊娠的诊断

有些孕妇过预产期两周以上，但医生检查并未发现过期妊娠，很可能末次月经记得不准，或本身不规律或碰巧排卵和怀孕时间错后，所以医生就会详细询问：月经史是否规律，是否在停经6周就开始早孕反应，初次胎动时间是否在停经18~20周之间，子宫底增长的高度是多少，等等。这些问题可以帮助医生做出正确判断。

此外，还可通过B超检查来判断过期妊娠。通过B超检查可以判定胎儿是否成熟、胎盘是否老化及羊水量的多少，从而判断是否应该分娩。如果确实已过预产期，胎儿也已成熟，继续发育可能会过大，容易造成难产或引起窒息，这种情况必须请产科大夫帮助结束妊娠，尽快分娩。

过期妊娠对胎儿的影响

过期妊娠的胎儿在宫内不能得到足够的养分，因为胎盘的功能已经开始老化。造成这种情况的原因目前还不清楚，这种胎儿出生后就像小老头一样，皱纹多，脂肪少，分娩时也容易造成难产或胎儿宫内窒息。

避免过期妊娠的措施

为避免过期妊娠，应按期做产前检查，过预产期1周不临产者，可在医生密切监测下引产。遇到这种情况时，首先要判断预产期是否确实已过。

48 分娩期禁忌

警惕分娩随时会发生

孕十月，分娩随时可能发生。临产先兆通常是小便次数增多、走路不适，然后感到下腹部一阵阵发硬，或腰部疼痛，与月经痛有些相似。

这代表初次宫缩开始了，最初每阵宫缩持续10～30秒，间隔时间较长。渐渐地，宫缩时间延长，伴有咖啡色、粉红色或鲜红色的血从阴道流出，称为见红。见红是分娩即将开始的第一症状。见红通常发生在分娩前24～48小时。

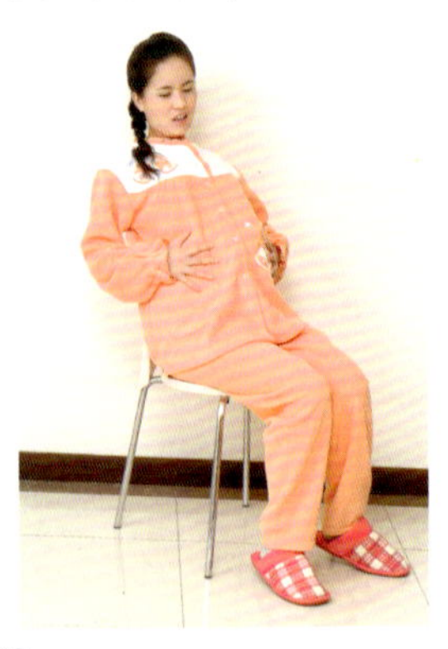

准妈妈无须提早入院

如果孕妈咪没有出现异常情况，不宜提早入院待产。

因为入院后较长时间不分娩，会使准妈妈产生心理压力。而且，入院后生活不如在家里舒适，每一件事都可能影响准妈妈的情绪。因此，准妈妈还是应该在家中安心等待，直到出现各种临产征兆，在医生的建议下住院。

分娩期忌粗心大意

少数粗心大意的产妇和家属到了妊娠末期，各种待产准备仍不够充分，一旦临产就变得手脚忙乱，易发生意外。

有少数孕妇已接近预产期，还乘坐车船到异地，由于车船的颠簸和劳累，常在途中造成意外分娩，威胁母子的生命安全。所以，孕妇临近预产期时最好不要随便外出。

分娩期忌忧愁苦闷

有些孕妇临产前心情不好，这种消极情绪会妨碍顺利生产，应努力消除。丈夫或公婆盼子心切，会给孕妇造成无形的压力。亲人应给予孕妇足够的关心和爱心，不要施加各种压力，以免影响顺利生产。

分娩期忌疲倦劳累

充沛的精力是保证孕妇顺利生产的重要条件。产妇临产前如果身心处于疲惫状态，必将影响顺利生产。孕妇分娩前，生活要规律，吃好休息好，养精蓄锐，静候分娩。

分娩期忌焦虑性急

如果孕妇精神过度紧张，对外界刺激的敏感度会有所增高，轻微的刺激就会引起疼痛。孕妇在临产前要保持愉快轻松。生孩子虽有一定的痛苦和危险，但大多数都能顺产，难产只占少数。

分娩期忌忽视保健

分娩要消耗大量精力。如果产前吃不好睡不好，就对生产不利。临产前要注意营养，少食多餐，补充水分，吃好睡好，使精力充沛，才能完成艰巨任务。

临近产期，如果不按时排净小便，膀胱内尿液滞留，就会导致排尿困难，引发尿潴留，因此孕妇临产前每隔2~3小时应排一次小便。大便也要随时排净。妊娠7个月后，要减少性生活，以免小产。接近预产期时要避免性交，以免影响胎儿安全。

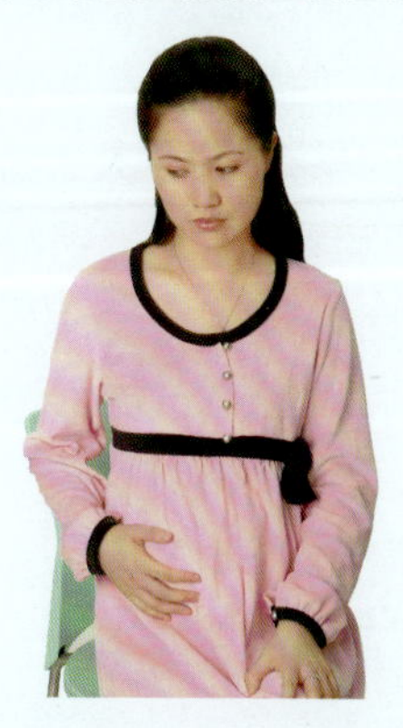

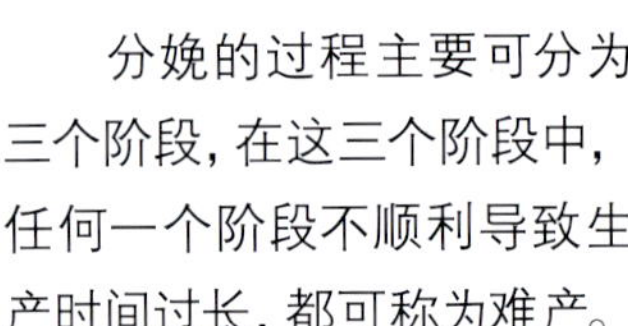

49 导致难产的原因

分娩的过程主要可分为三个阶段，在这三个阶段中，任何一个阶段不顺利导致生产时间过长，都可称为难产。

胎儿过大易导致难产

难产的原因和胎儿、产道和子宫收缩三者息息相关。胎儿本身造成的问题是难产的主要原因，最常见的情形是婴儿头部太大，从B超测量胎儿双顶距（BPD）可知头部大小。若BPD超过10厘米，顺产比较困难；超过10.5厘米，阴道生产几乎不可能。

胎儿的平均出生体重为3.3～3.4千克，胎儿太大易造成产道破裂，增加难产的机会。因此，准妈妈千万不要以提供胎儿营养为理由而对饮食毫无节制。怀孕期间，孕妇的体重增加应控制在10～12千克的合理范围内。

胎位不正易导致难产

正常的生产胎位应为枕前位，这样才能顺利生产。胎位不正，如臀部向下、前额向下、枕后位、横位等，也会导致分娩困难。不过，现代社会医学昌明，B超检查已经普及，胎位不正的状况都能在产前精确了解，大幅降低了难产的发生率。

骨产道异常易导致难产

骨盆是产道的主要构成部分，其大小和形状与分娩的难易有直接关系。骨盆结构形态异常，或径线较正常为短，称为骨盆狭窄。骨盆狭窄以骨盆入口前后径较多见。盆腔（中段）及骨盆出口狭窄较少见。产道正常而胎儿过大，因相对头盆不称而引起的难产，其临床表现及处理与骨盆狭窄相同。

软产道异常易导致难产

软产道异常亦可引起难产，包括会阴强硬、阴道狭窄、宫颈强硬、盆腔肿瘤等。故在孕早期进行阴道检查，以了解外阴、阴道及宫颈情况，以及有无盆腔其他异常等，具有一定临床意义。

50 难产的预防措施

及早发现不良因素

难产原因一般比较明确，如骨盆异常和胎位异常等，在产前检查或临产时即可发现，可得到及时处理。

在整个妊娠期间，准妈妈一般要进行8～10次产前检查。通过仔细的产前检查，医生能够及时发现准妈妈自身是否存在可能造成难产的因素，一旦发现准妈妈存在异常的情况，医生就可以采取有效的措施进行纠正。

孕期营养要适当

现代营养学认为，营养过剩也是营养不良。因此，要摒弃错误的观念：那就是怀孕期间吃得越多就越好，宝宝长得越胖就越好。如果孕妇营养摄入过多，造成胎儿体重过高，那么在分娩时难产的危险性就会大大提高。

难产只是妇产科医师处理的众多急症的一种，靠着妥善的产前检查与及时处理，难产并不可怕。

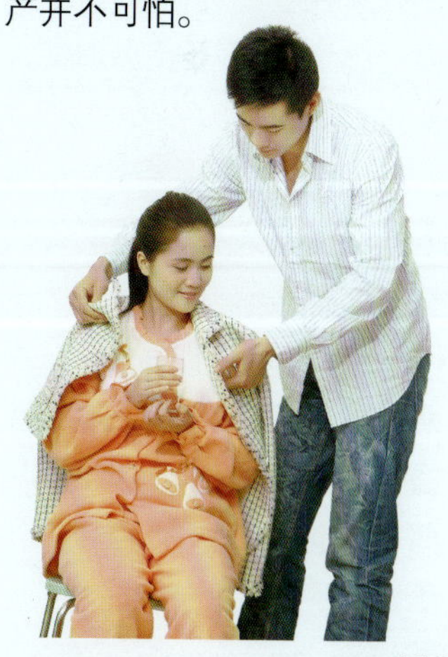

51 发生急产怎么办

急产的表现是：孕28周以上的孕妇，突然感到腰腹坠痛，短时间内就有排便感；短时间内就出现有规律的下腹疼痛，间隔时间极短；破水、出血，甚至阴道口可见胎头露出，甚至有如厕用力排便，就将胎儿娩出的情况。

急产的急救要点

如果急产发生在家中或路上，在医护人员赶来之前，产妇家属应先进行急救。

- 产妇不要用力屏气，要张口呼吸。
- 准备接生用具：干净的布、用打火机烧过消毒的剪刀、酒精等。
- 婴儿头部露出时，用双手托住头部，不能硬拉或扭动。当婴儿肩部露出时，用两手托着头和身体，慢慢向外取出。等待胎盘自然娩出。
- 将婴儿包裹好以保暖。用干净柔软的布擦净婴儿口鼻内的羊水。不要剪断脐带，将胎盘放在高于婴儿或与婴儿高度相同的位置。
- 尽快将产妇和婴儿送往医院。

急产的医护措施

送往医院后，医院将要对其进行以下必要医护措施：

- 接受医护人员的常规检查，包括产道是否有裂伤、胎盘胎膜是否完整排出等。必要时进行相应的补救手术。
- 产妇及新生儿注射破伤风抗毒素，并给予抗菌药物，预防感染。
- 新生儿注射维生素K，预防颅内出血。
- 在医院住院观察一段时间，进行常规的新生儿预防接种及新生儿足跟血筛查。

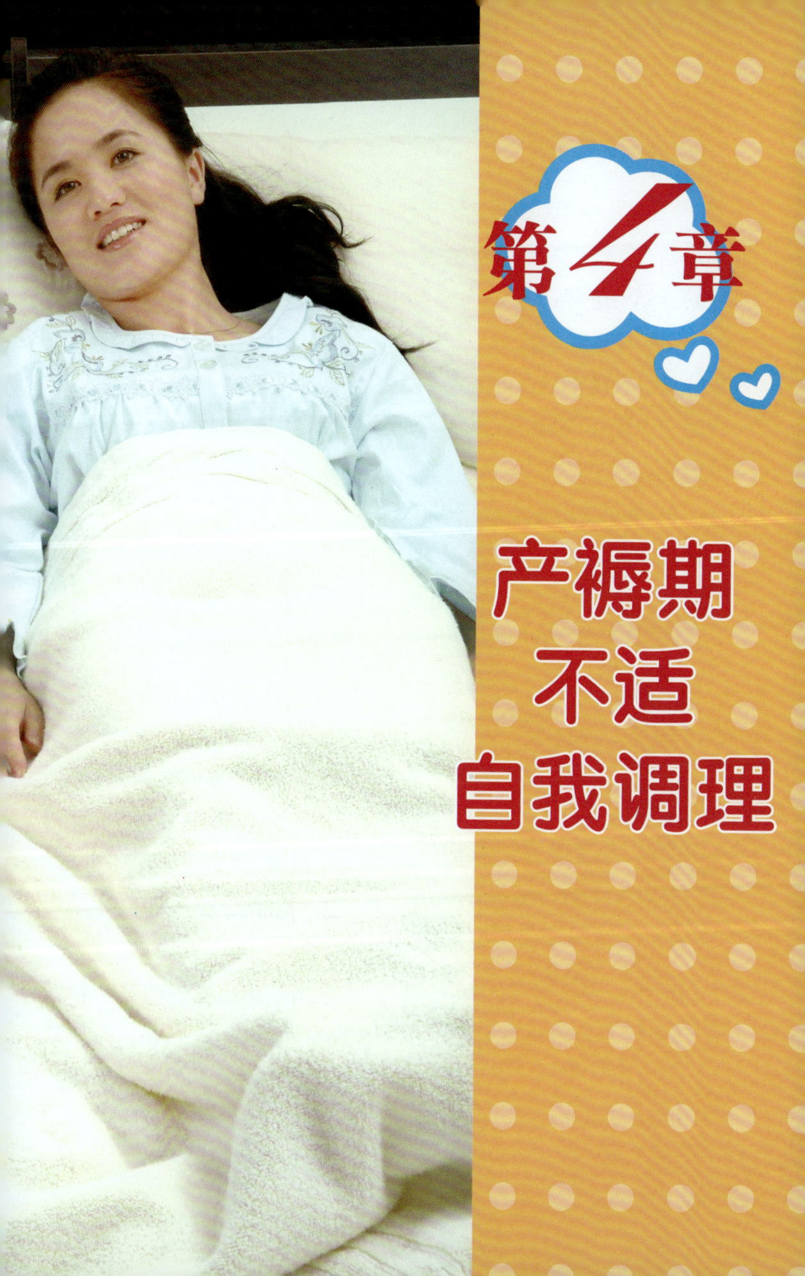
第4章
产褥期
不适
自我调理

1 产后五天护理要点

产后第1天保健要点

- 产后第1天恶露呈血性黏液状，量多。
- 产妇容易出汗，要擦净身体，勤换内衣。剖宫产的产妇手术伤口疼痛，在排气前最痛苦。
- 若无特殊情况，产妇可自己去上厕所，要缓缓步行。
- 行会阴切开及缝合的产妇产后第1天伤口会略痛，如果特别疼痛，就要告诉医生。
- 上完厕所，要由前向后擦洗，用消毒卫生纸擦干后，垫上清洁的消毒卫生巾。
- 积存尿液会导致膀胱炎，要每3～4小时排尿，排尿困难时要及时告诉医生。
- 产后第一天，可以开始做简单的产后体操。

产后第2天保健要点

- 持续流出血性恶露，如果血露多或有血块，要告诉医生。
- 有会阴切开及缝合的产妇，走路时伤口有拉扯感。
- 开始分泌初乳。积极做乳房按摩。
- 宝宝吸奶时，会感觉恶露增加，这是由于子宫收缩所致，不必担心。

产后第3～5天保健要点

- 到产后第5天，子宫下降到肚脐和耻骨联合之间。
- 恶露由血性转为褐色，量减少，黏稠感消失。
- 此时要拆除会阴切口缝线。
- 为出院做准备。新妈妈半夜也需要喂奶，容易睡眠不足，白天有机会就睡觉，好好休养。

产后会阴疼痛如何护理

产妇在生产过程中会阴部位会受到伸拉、瘀伤或整体性损伤，在产后要注意对会阴的护理，预防感染。阴道分娩的产妇都会出现会阴疼痛，如果会阴有裂伤或侧切，疼痛会更严重。疼痛并非表示发生感染。住院期间，医生每天都检查产妇会阴有无发炎或其他感染情形，会指导产妇进行产后会阴护理。

产后会阴护理方法如下：

- 换卫生巾时，由前向后拿除，以防肛门附近的细菌进入阴道。
- 大小便后用温水冲洗会阴，再用纱布由前往后擦拭。
- 不要用手去碰触会阴部位。
- 采用侧睡姿势，避免长时间站立或久坐，以减轻会阴部位的紧张。
- 坐在枕头或充气的管状垫上可缓解不适，坐下以前可先收紧臀部肌肉。
- 分娩以后，尽可能多做阴道骨盆收缩运动，以刺激会阴部位的循环，加速痊愈，并且可以改善盆底肌肉状态。

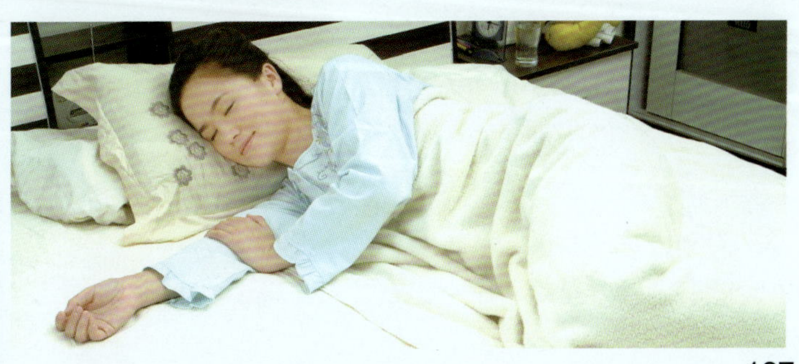

3 产后宫缩痛的处理

个别产妇在产褥期的最初3~4天，由于子宫收缩而引起下腹部阵发性剧烈的疼痛，称为产后宫缩痛。

产后宫缩痛发生原因是在子宫复旧过程中因不规则宫缩所致。由于子宫收缩力强，引起局部组织缺血缺氧，神经纤维受压而出现剧烈阵痛。疼痛时下腹部可摸到发硬的子宫。婴儿吸吮乳头，会使子宫收缩加强，疼痛尤为显著。疼痛时阴道排出的恶露量也较多。产后宫缩痛一般于3~4天后自然消失。

如果产后宫缩痛不剧烈，可以不必治疗，较重的可给予镇静止痛药，或做下腹部按摩。民间常用的方法是当疼痛剧烈时，立刻吃250克热烤白薯，疼痛可立即减轻，有人吃山楂罐头亦可见效。

如果产后子宫内有胎盘或胎膜残留，也会发生剧烈的子宫收缩痛，甚至疼痛难忍。因此，疼痛剧烈时，应详细检查子宫内是否有残留物。

4 产后恶露不尽怎么办

什么是恶露不尽

产后从子宫里排出的恶露一般3周左右排干净，但如果一直不断排出就称为恶露不尽。

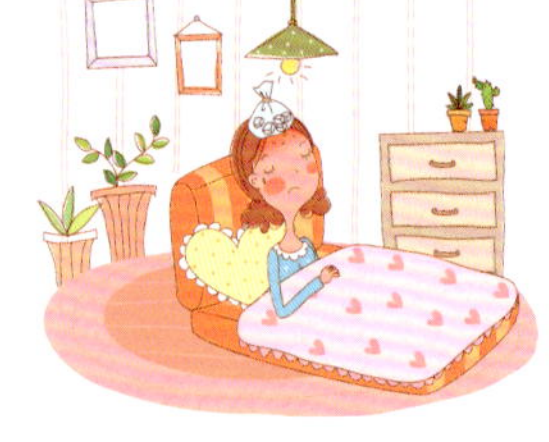

导致恶露不尽的原因

恶露不尽常见以下三种情况：

◆组织物残留

可因妊娠月份较大，或子宫畸形、子宫肌瘤等原因，也可因手术中妊娠组织物未完全清除，导致部分组织物残留于宫腔内。此时除了恶露不净，还有出血量时多时少，内夹血块，并伴有阵阵腹痛。

◆宫腔感染

可因生产手术操作消毒不严格等原因致使宫腔感染。此时恶露有臭味，腹部有压痛，并伴有发热，查血象可见白细胞总数升高。

◆宫缩乏力

可因产后未能很好休息，或平素身体虚弱多病，或手术时间过长，耗伤气血，致使宫缩乏力，恶露不尽。

预防恶露不尽的饮食对策

为预防恶露不尽，产妇应多进食富有营养的易消化食物，多吃些有助补血止血的食物，如小米、红糖、山楂、阿胶等。

调理食谱：小米鸡蛋红糖粥

原料：新鲜小米100克，鸡蛋3个，红糖适量。

做法：先将小米清洗干净，然后在锅里加足清水，烧开后加入小米。待煮沸后改成小火熬煮，直至煮成烂粥，再在烂粥里打散鸡蛋、搅匀，稍煮放入红糖后即可食用。

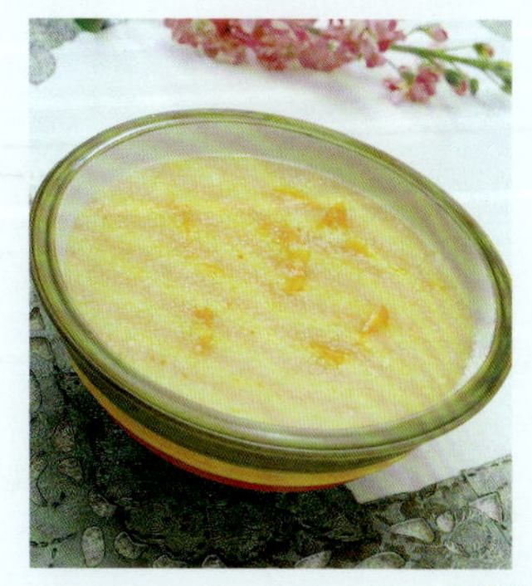

5 产后颈背酸痛怎么办

多活动颈肩部

颈背酸痛与女性生理因素与职业因素有关。

女性的颈部肌肉、韧带张力与男性相比较弱，尤其是长期从事低头伏案工作的女性，如果营养不足，休息不佳，身体素质较差，哺乳时就容易引起颈背肩肌肉、韧带、结缔组织劳损，产生疼痛或酸胀不适。平时应多活动颈肩部，放松颈肩部肌肉，可缓解酸痛。

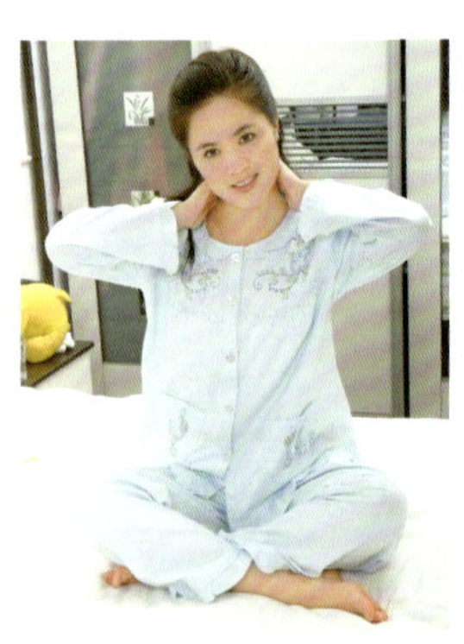

采取正确的哺乳姿势

有些产妇喂奶后常感到颈背酸痛，随着喂奶时间的延长，症状更明显，称为哺乳性颈背酸痛症。这是因为产妇不正确的哺乳姿势造成的。新妈妈要采取正确的哺乳姿势，同时多变换体位。

喂奶时多转动脖颈

大多数新妈妈喂奶时都喜欢低头看着宝宝，由于喂奶时间较长，每天喂好多次，就易使颈背部的肌肉紧张疲劳，从而产生酸痛不适感。新妈妈在给宝宝喂奶时可以多转动脖颈，避免颈背酸痛。

掌握轻松喂奶的诀窍

有些乳母乳头内陷，婴儿吮奶时常含不稳乳头，母亲要随时调整婴儿头部，加之哺乳时间较长，易使颈背部肌肉劳损，产生疼痛或不适。新妈妈要掌握正确的喂奶方法，掌握了轻松喂奶的诀窍，就不会觉得辛苦了。

夜间多变换睡姿

为了夜间能照顾好小儿，或哺乳方便，产妇习惯用固定姿势睡觉，就会造成颈椎侧弯，引起颈背肌肉紧张，导致颈背酸痛。新妈妈在夜间要多变换睡姿，避免颈背酸痛。

及时治疗颈椎病

如果产妇患有颈椎病，就会加剧神经受压的程度，导致颈背酸痛，以及肩、臂、手指的酸胀麻木，甚至还会出现头晕、心悸、恶心、呕吐、四肢无力等。新妈妈要及时治疗颈椎病，通过按摩或热敷等方法缓解疼痛。

6 预防颈背酸痛的措施

- 新妈妈要纠正错误的哺乳姿势，避免长时间低头哺乳。在给宝宝喂奶的过程中，新妈妈可不时将头往后仰，颈向左右转动，多活动颈肩部，可预防颈背酸痛。
- 新妈妈夜间莫固定一侧睡觉，以减少颈背肌肉韧带的紧张。平时注意锻炼和活动。
- 新妈妈要注意颈背部的保暖，夏天避免电风扇直接吹头颈部。
- 新妈妈可进行自我按摩，以改善颈背部血液循环。

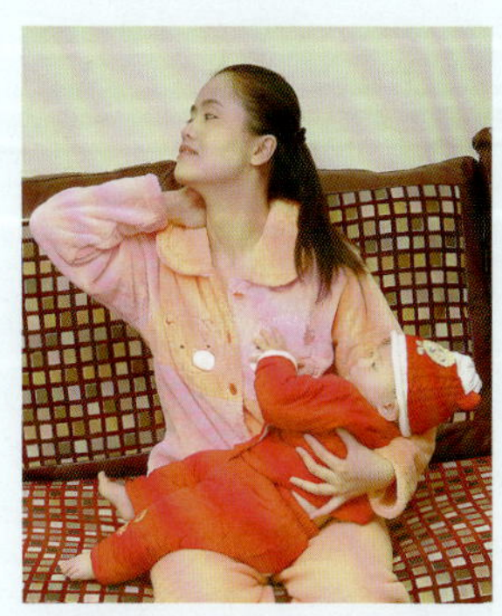

7 产后关节疼怎么办

中医认为产后关节酸痛的原因有以下两种：

- 产后血虚，关节肌肉得不到足够的营养，以致肢体疼痛。
- 产后出汗较多，毛孔开张，容易感受风寒邪气，使血运不畅，肢体产生疼痛。

如果产后出现关节酸痛，可以采取以下治疗措施：

- 老母鸡1只，去毛及内脏、桑板60克，用布包好，加水适量共炖，至鸡烂汤浓，加适量调味品，吃鸡肉喝汤。
- 葱白100克，苏叶9克，桂枝6克，水煎后冲入红糖适量，趁热服下。每天1次，连用3~5天。
- 消炎痛栓塞肛，每晚1次，连用7天。

8 产后脱发怎么办

有些妇女怀孕期间饮食单调，体内缺乏蛋白质、钙、锌、B族维生素，会影响头发的正常生长，头发易折断脱落。如果产褥期不常洗头，头皮上积聚油脂和灰尘，加之出汗又多，易引起毛囊炎，加重脱发。

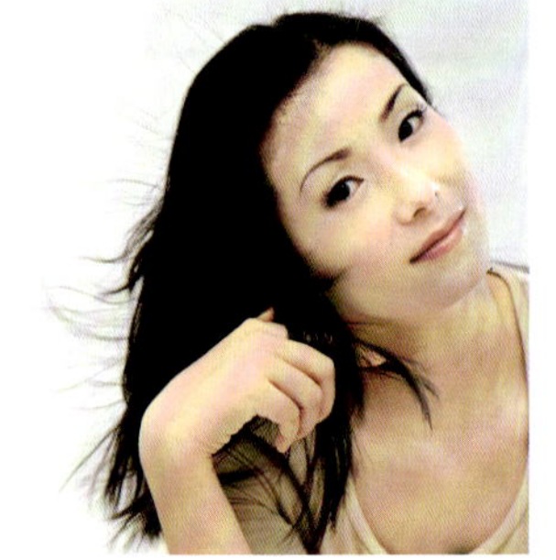

新妈妈应注意平衡膳食，不要挑食偏食，多食新鲜蔬菜、水果、海产品、豆类、蛋类等，以满足头发对营养的需要。

9 新妈妈多汗怎么办

产妇分娩后比正常人出汗多，这是正常的生理现象，是产妇产后在激素作用下机体排出妊娠时积存的多余水分的方式。新妈妈不必此担心，需加强护理，勤洗浴，勤换衣服，随时擦汗，避免受凉感冒。

通常产后多汗可持续数周。新妈妈要多饮水，以补充水分。盗汗大多在夜间出现，新妈妈在夜间睡觉时，可在枕头旁边放条吸水性好的毛巾。汗水浸湿的衣服要及时更换。为慎重起见，可经常测量新妈妈的体温，如果体温超过38℃，就应就诊。

10 预防产后中暑

夏季分娩的体弱产妇，如果产后长时间处于高温、高湿环境中，可导致体温调节中枢发生功能障碍而中暑。中暑如果处理不及时，病情就会进一步恶化，体温可升至40℃以上，产妇面色潮红，皮肤干燥，出现呕吐、腹泻、谵妄、昏迷、面色苍白、脉搏细速、血压下降及瞳孔缩小，最终出现呼吸循环衰竭。即使抢救脱险，也可能因中枢神经系统严重损害而留下后遗症。

一旦发现产妇中暑，要迅速通风，降低室温。用冰水或酒精溶液擦洗全身，在额头、腋窝、腹股沟等处放置冰袋，对患者扇风，以尽快降温。如果病情改善不显著，就需送医院抢救。

产褥中暑，重在预防。暑天分娩的产妇绝对不能包裹额头，也不要穿长衣长裤和袜子。产妇居室应通风凉爽，但不要让风直吹产妇，以免着凉。平时应多喝盐开水，以尿色淡黄为度。

产后排尿困难怎么办

许多产妇产后会出现排尿困难，有的产妇膀胱充盈，却排不出；有的产妇排不干净；有的产妇甚至毫无尿意，这是怎么回事?

产后排尿困难的原因

产妇产后腹压下降，腹壁松弛，加上孕期膀胱紧张度减低，膀胱容积大，对内部的张力增加不敏感，无法产生尿意。

分娩时产程过长，胎儿头部在产道内的位置不正常，胎儿头部长时间压迫膀胱，使膀胱黏膜充血水肿，尿道内口水肿，膀胱张力下降，收缩力差，尿意迟钝和逼尿肌无力，无力排出尿液，造成排尿困难。

产后膀胱失去子宫的承托作用，膀胱和尿道间形成一定角度，增加排尿阻力，产妇对尿胀不敏感，增加排尿困难。

会阴有伤口的产妇因怕痛而抑制排尿，小便时尿液刺激伤口引起疼痛，会导致尿道括约肌痉挛，会造成产后小便困难。

有些产妇不习惯在床上小便而无法顺利排尿。等膀胱胀到一定程度，就会出现麻痹，造成尿潴留。

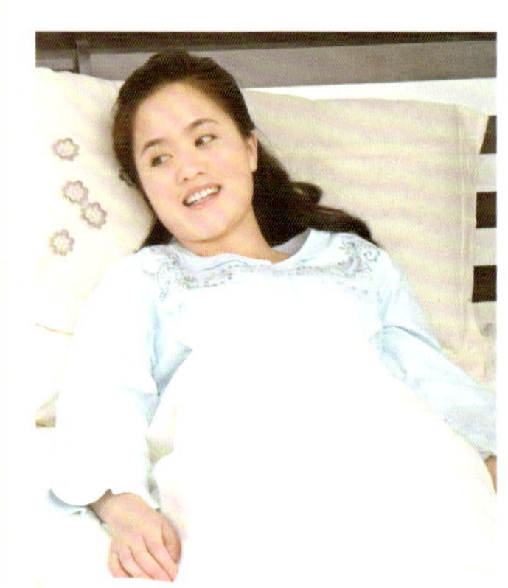

产后排尿困难的处理

产妇在产后6~8小时应主动排尿，不要等到感到有尿意再去排尿。医生或家属应解除产妇对小便引起疼痛的顾虑，并鼓励和帮助产妇下床排尿。

产妇排尿时要增强信心，放松精神，尽量平静自然地排尿，同时要把注意力集中在小便上。

如果产妇不能排出尿液，可在下腹部用热水袋热敷，或用温水熏洗外阴和尿道口周围，也可用滴水声诱导排尿。

为促进膀胱肌肉收缩，可用针刺关元、气海、三阴交等穴位。

可以通过肌肉注射新斯的明0.5毫克，也可以选择中药沉香、琥珀、肉桂各0.6克，用开水冲服。

如果以上方法都没有效果，就应在严密消毒的前提下使用导尿管导尿。

导尿的注意事项

将导尿管留置24~48小时，持续开放24小时，使膀胱充分休息，然后夹住导尿管每4小时开放1次，待其水肿充血消失后，张力恢复，拔除导尿管，就能恢复排尿功能。

留置导尿管期间应多饮水，使尿量增加，避免尿路感染。每天冲洗会阴两次，保持外阴清洁。

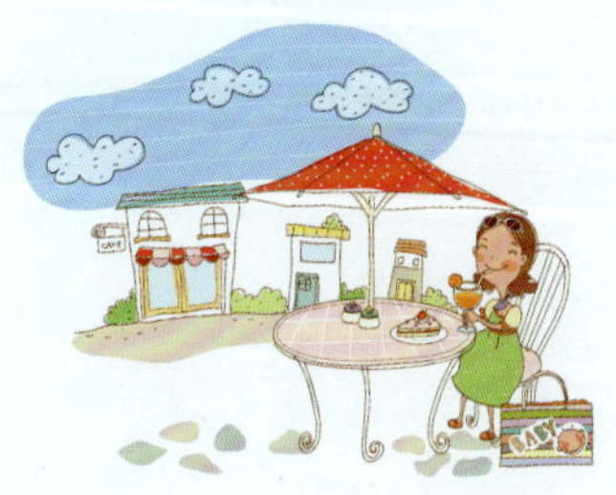

12 新妈妈消化不良怎么办

产后随着胃、小肠、大肠的位置恢复正常，胃肠道的功能也逐步恢复正常。但产妇常常卧床，如果进食较多的油腻食物，较少的蔬菜水果，胃肠道的蠕动就会减少，会出现胀气、食欲不振，甚至恶心、呕吐等症状。

预防消化不良的措施：

- 应少吃过于油腻和不易消化的食物，多吃蔬菜水果。
- 要少食多餐，适当活动。
- 可服用一些助消化的药物，如多酶片、食母生等。
- 常喝酸奶也可助消化。

13 预防产后便秘

新妈妈应适当活动，不要长时间卧床。产后头两天，产妇应勤翻身，吃饭时应坐起来。顺产的健康产妇在产后第二天即可开始下床活动，逐日增加起床时间和活动范围。

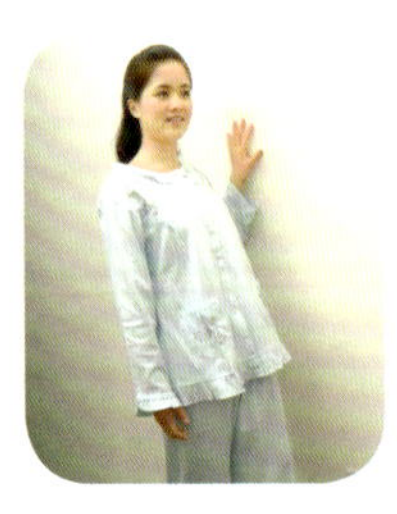

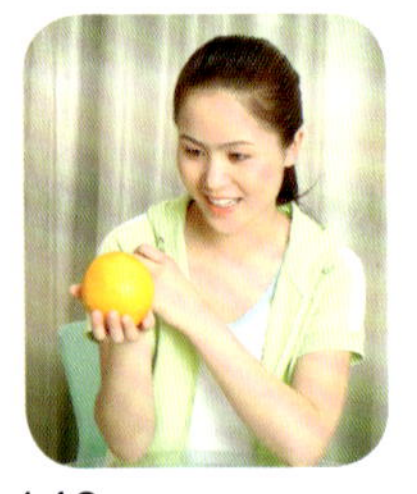

新妈妈平时应保持精神愉快，心情舒畅，避免不良的精神刺激，因为不良的情绪可使胃酸分泌量下降，肠胃蠕动减慢。

注意保持每日定时排便的习惯，以便形成条件反射。

新妈妈饮食要合理搭配，荤素结合，多吃一些含纤维素多的食物，如新鲜的蔬菜瓜果等。香蕉就有较好的通便作用。

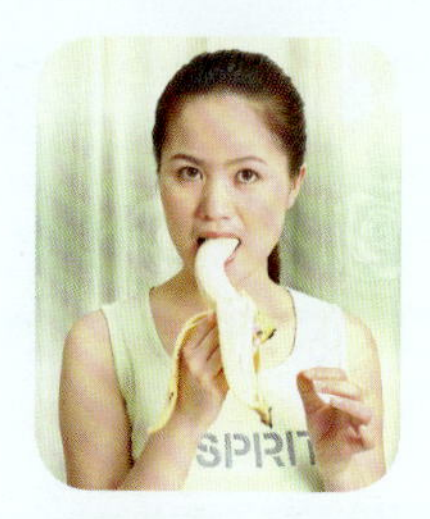

新妈妈一定要少吃辣椒、胡椒、芥末等刺激性食物，尤其是不可饮酒。要多喝汤饮水。

新妈妈应适当吃一些粗粮，做到粗细粮搭配。麻油和蜂蜜有润肠通便作用，产后宜适当多食用。

新妈妈可在床上做产后体操，进行缩肛运动，锻炼骨盆底部肌肉，促使肛周血液回流。方法是：做忍大便的动作，将肛门向上提，然后放松。早晚各做一回，每回10~30次。

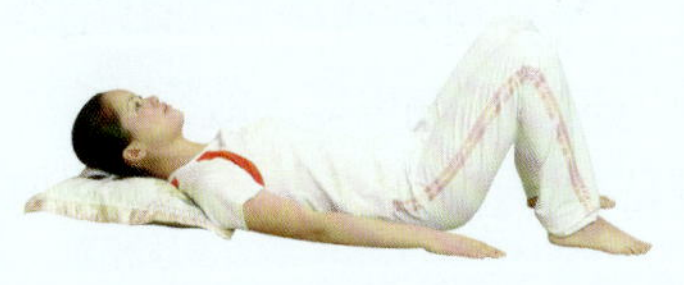

新妈妈可以绕着肚脐周围按照顺时针方向进行腹部按摩，每天按摩2~3次，每次10~15分钟，这样可以促进肠道蠕动，帮助顺利排便，起到预防便秘的作用。

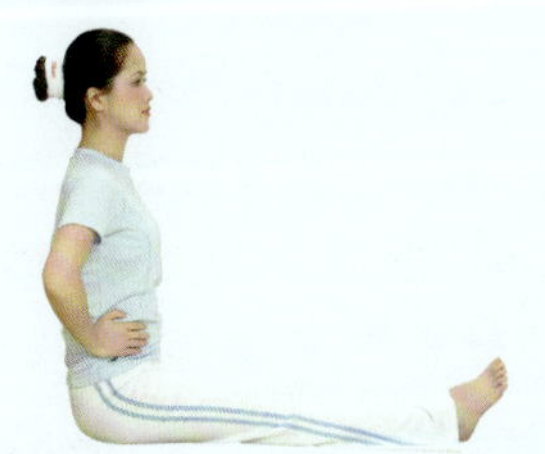

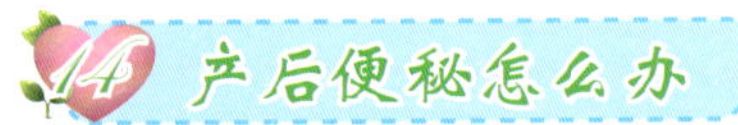

14 产后便秘怎么办

新妈妈产后很容易出现便秘，需要排除各种阻碍排便的因素，采取各种有助排便的措施，同时多进食润滑肠道的食物。

分娩后影响排便的因素

◆协助排便的腹部肌肉在分娩时过度拉伸，在产后不能尽快恢复。

◆肠管在分娩时因受损而蠕动缓慢。

◆便秘与产妇的心理因素有关，如害怕排便时引起会阴伤口裂伤，或对医院缺乏隐私性感到羞怯。

分娩后有助排便的方法

◆不要担心排便。会阴伤口不会因排便而裂开。排便时不要过度用力，以免引起痔疮。

◆摄取天然粗粮，多吃蔬菜和水果。

◆不断补充水分，多起来走动。分娩后隔天即可下床走动，增加胃肠蠕动。

产褥期便秘的食疗方法

◆黑芝麻、核桃仁、蜂蜜各60克，将黑芝麻、核桃仁捣碎磨成糊，煮熟后冲入蜂蜜，分两次1日服完，能润滑肠道，通利大便。

◆用中药番泻叶6克，加红糖适量，开水浸泡代茶饮。

◆用上述方法效果不理想者，可服用润燥通便的四物五仁汤：当归、熟地各15克，白芍10克，川芎5克，桃仁、杏仁、火麻仁、郁李仁、瓜蒌仁各10克，水煎两次分服。

15 产后痔疮怎么办

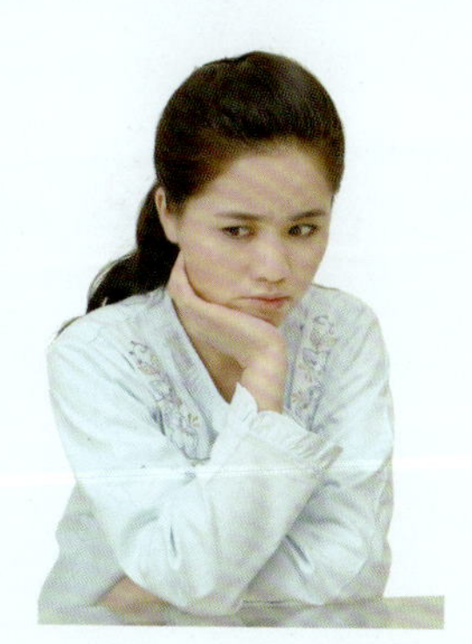

- 勤喝水，早活动，少吃辛辣精细食物，多吃富含粗纤维的食物。
- 勤换内裤，勤洗浴，保持肛门清洁，促进肛周血液循环，消除水肿。
- 有内痔翻出者应在清洗会阴、肛门后用手还纳回去，还纳前涂红霉素眼药膏。
- 产后应尽快排便。3日内一定要排大便，以防便秘。产后不论大便是否干燥，第一次排便一定要用开塞露润滑，以免损伤肛管黏膜而发生肛裂。

16 预防产褥感染

产褥感染是指分娩后生殖道感染，是引起产妇死亡的主要原因。产褥感染的诱因有贫血、营养不良、慢性疾病、胎膜早破、宫内感染、剖宫产、阴道助产术及产后出血等。

预防产褥感染的措施包括：积极纠正贫血，治疗各种并发症。做好对产妇的卫生宣传教育，注意营养和维生素的摄入。临产前1个月内勿行盆浴，避免性交。及时发现胎膜早破，避免产程延长和产后出血。产褥期应保持外阴清洁，应用消毒会阴垫，便盆及用具也应消毒。鼓励产妇早期活动，有利于机体的恢复和子宫的复旧。

17 产后发热应考虑哪些疾病

上呼吸道感染：产后体虚多汗，常致感冒，主要症状有头痛、咳嗽、咽痛等，伴有发热。

急性乳腺炎：常因乳头破裂或乳汁郁积感染所致。乳房红肿疼痛，伴有高热、寒战，体温可达38～40℃。

急性肾盂肾炎：持续发热，肾区有叩击痛，腰痛。导尿镜检有大量脓球。

产褥感染：由生殖道感染引起，畏寒，发热持续不降，腹部疼痛，子宫压痛，恶露增多，混浊有臭味。

18 乳腺炎的防治

如果哺乳方法不得当，易使乳头皮肤破裂，乳汁郁积，导致细菌生长而发生乳腺炎。乳腺炎初期，乳头疼痛、破裂及乳房肿胀。2～3天后，乳房疼痛剧烈，表面发红发热，患者出现高热、寒颤、腋下淋巴结肿大，如不及时治疗，可形成乳腺脓肿。

应将患侧乳房内的乳汁挤出，暂停哺乳，早期的乳腺炎应用冷敷，也可用如意金黄散外敷，使用抗生素治疗。若已形成脓肿，则应及早排脓。治疗过程中，产妇可用另一侧乳房哺乳。

预防乳腺炎关键在于防止乳头破裂和乳汁郁积。孕晚期每天用温水清洁乳头，使乳头皮肤坚韧。分娩后，应尽早让婴儿吸吮乳头，掌握正确的哺乳方法。如果乳头皮肤破裂，应纠正婴儿不正确的吸吮动作，坚持喂奶，喂奶结束时，在乳头处留下一滴奶汁，以利皮肤愈合。哺乳后将多余的奶汁挤去。

19 产后贫血宜吃的食物

◆**龙眼肉：**龙眼肉是民间熟知的补血食物，所含铁质丰富。龙眼汤、龙眼胶、龙眼酒等都是很好的补血食物，适合产后妈咪食用。

◆**咸萝卜干：**萝卜干含有丰富的铁质，咸萝卜干吃起来特别有一种风味。

◆**发菜：**发菜色黑似发，质地粗而滑，内含铁质，常吃既能补血，又能使头发乌黑。妇女产后可用发菜煮汤做菜。

◆**面筋：**面筋含丰富的铁质，是值得提倡的美味食品。

◆**胡萝卜：**胡萝卜含有维生素C和B族维生素，且含有一种特别的营养素——胡萝卜素。胡萝卜素对补血极有益，用胡萝卜煮汤是很好的补血汤饮。

◆**金针菜：**金针菜含铁质较多，还有利尿和健胃的作用。

20 剖宫产后的护理

少用止痛药物

剖宫产术后，麻醉药作用逐渐消退，新妈咪的伤口在术后数小时开始疼痛。医生在手术当天或当天夜里会用止痛药物。在此之后最好不要再用止痛药物，否则会影响新妈咪的健康，尤其影响肠蠕动功能的恢复。新妈咪要做好思想准备，对疼痛做些忍耐。

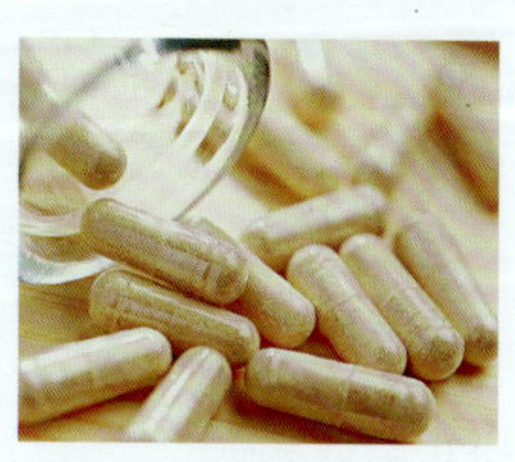

术后多翻身

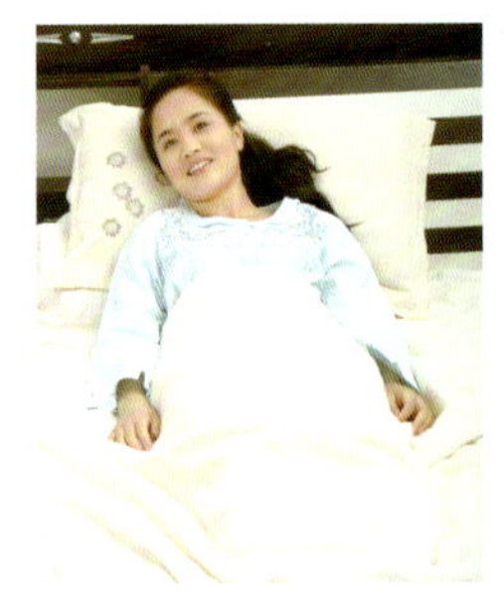

由于剖宫产手术对肠道的刺激以及受麻醉的影响，新妈咪产后会感到腹胀。如果多做翻身动作，会使麻痹的肠道蠕动功能逐渐恢复，肠道内的气体就会尽早排出，以便消除腹胀。

宜取半卧位

剖宫产妈咪不能像阴道分娩的产妇一样在产后24小时就起床活动，因此恶露不易排出。如果采取半卧位，多翻身，就可促使恶露排出，促进子宫复旧。

产后尽力排尿

手术前后，医生会为新妈咪放置导尿管。导尿管一般在术后24~48小时，待膀胱肌肉恢复收缩排尿功能后拔掉。如果继续保留导尿管，就容易引起尿路感染。拔管后新妈咪要努力自行解小便， 只要体力允许，在导尿管拔除后尽早下床活动，并逐渐增加活动量，这样不仅可促进肠道蠕动和子宫复旧，还可避免术后肠粘连及血栓性静脉炎形成。

21 产后美丽依旧

分娩后的新妈妈都希望重新找回往日的美丽面容和窈窕身材。新妈妈要日夜看护宝宝，往往睡眠不足，体形、面容也会发生变化，要注意悉心保养自己。

新妈妈在产后身体非常疲劳，再加上日夜照顾宝宝，往往睡眠不足，天长日久，面部皮肤松弛，眼圈发黑。新妈妈每天保证8小时以上高质量的睡眠十分重要。如果面部还有棕色或暗棕色蝴蝶斑，应避免过多日照。局部涂抹质量可靠的祛斑化妆品，可使蝴蝶斑自然消失。

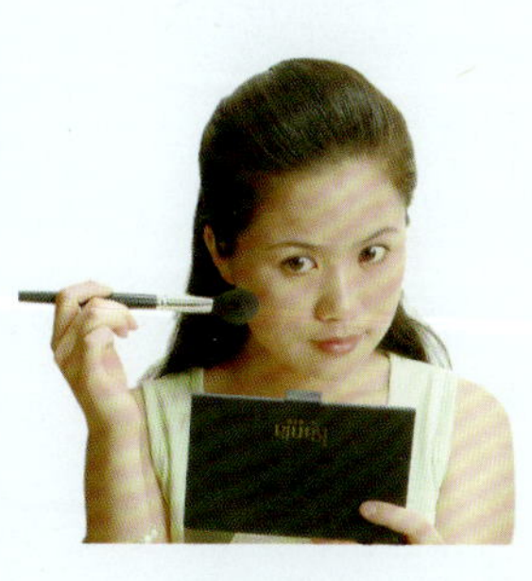

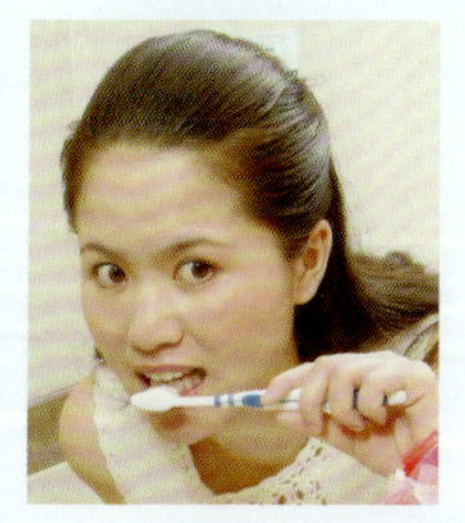

牙齿松动和牙龈发炎令新妈妈苦恼，应坚持刷牙，适当补充钙质。为使眼睛清澈明亮，应注意预防眼病，并补充维生素A和维生素B_2，多吃动物肝脏、黄绿色蔬菜和水果。

产后的新妈妈容易脱发，因此应注意饮食多样化，补充丰富的蛋白质、维生素和矿物质，给头发充足的营养，同时还要经常洗头。

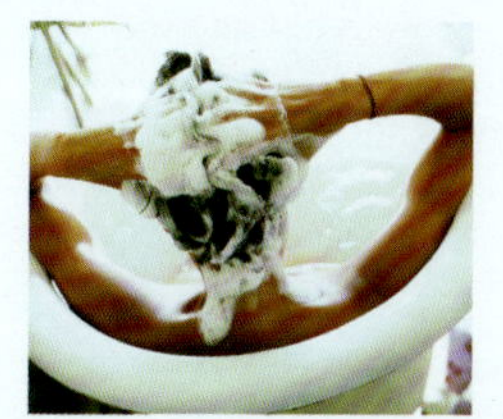

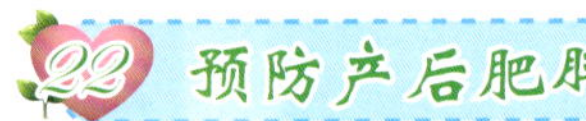

22 预防产后肥胖

由于产褥期和哺乳期内分泌改变、产后营养过度、活动过少、喂奶时间过短等原因，容易导致产后肥胖。要想预防产后肥胖，产妇需注意以下几点：

合理营养

如果产妇过多偏食鸡鸭鱼肉蛋，势必会使体重增加。应合理饮食，荤素搭配，多吃蔬菜及豆制品等。

母乳喂养

母乳喂养有利于婴儿发育，可避免产后体内脂肪堆积，有利于预防产后肥胖，保持健美体形。

体育锻炼

产妇应尽早下床活动，加快新陈代谢，增加能量消耗，减少脂肪积聚。除难产和剖宫手术外，正常产妇可在24小时后下床活动，根据身体恢复情况做产后体操。

23 防止乳房下垂的措施

新妈妈防止乳房下垂的措施如下：

- 哺乳时不要让宝宝过度牵拉乳头，哺乳后可用手轻轻托起乳房按摩10分钟。
- 每天至少用温水洗浴乳房两次，这样不仅有利于乳房的清洁，而且能增强韧带的弹性，从而防止乳房下垂。
- 哺乳期不宜过长，宝宝满10个月时即可断奶。
- 坚持做俯卧撑等扩胸运动，使胸部肌肉发达有力，增强对乳房的支撑作用。

24 产后抑郁的预防

产后产妇体内雌激素、孕激素水平下降，易引起内分泌和植物神经系统失调，产妇感到寂寞委屈，常无缘无故地悲伤落泪或躁动不安、吵闹，甚至产生自杀的念头。这就是产后抑郁症，进一步可发展为产后精神病。

产后抑郁症的成因

- **生理原因：**产妇产后由于体内黄体激素和雌激素骤减，可能对其情绪心理活动产生很大影响，以致出现产后抑郁。

- **产后压力增加：**宝宝喂哺困难，照顾宝宝导致疲倦失眠，产生负面想法。

- **缺乏支持：**产妇缺乏实际的帮助和情绪上的支持，容易出现产后抑郁。

- 新妈妈产前曾有情绪障碍问题。

预防措施

预防措施1：新妈妈应和丈夫一起阅读有关产后保健的书籍，对产后抑郁症多些了解，调整好心态，安排好产后的生活和工作。

预防措施2：若新妈妈产后出现抑郁征状，丈夫、亲人或朋友应给予新妈妈支持，丈夫的爱护和理解尤为重要。丈夫和家人应为新妈妈提供实际的帮助，分担日常的家务，帮助照顾孩子，让新妈妈有机会休息一下。

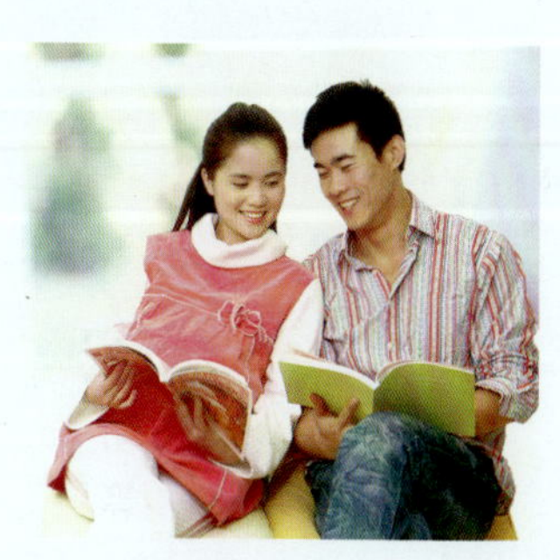

预防措施3：若新妈妈有朋友以前曾出现过产后抑郁，可吸取她们的经验，努力调整好自己的心态。

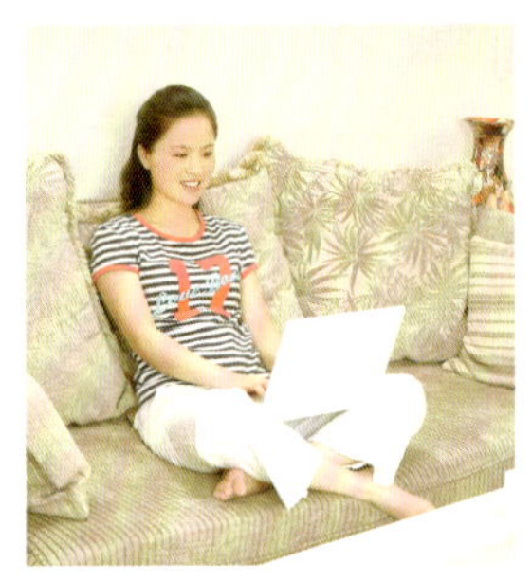

预防措施4：有些新妈妈觉得宝宝很难带，自己没有育儿经验，或怕家人埋怨没生男孩，从而产生抑郁。这些问题可通过阅读育儿书籍、向朋友请教、向心理专家咨询加以解决。

25 新爸爸也要警惕产后抑郁

在现代快节奏的生活方式下，产后抑郁症的诸多症状正在扩散到新爸爸身上。新爸爸出现产后抑郁症的原因如下：

- 爱人生了宝宝，丈夫同样会感到疲劳，除了正常的工作外，还要照顾妻子和宝宝。
- 妻子产后会把相当部分的精力花在宝宝身上，精神依托也会由丈夫转移到宝宝，从而淡薄了对丈夫的关心和体贴。
- 对宝宝的降生没有任何心理准备，难免带来精神负担。

准爸爸产后抑郁的表现有脾气暴躁，不想上班，对任何事情都没有兴趣，严重的可能造成家庭破裂，伤害幼儿。

对于男性产后抑郁症，只有找到产生的原因才能彻底解决。要做足心理准备，在宝宝出生前多学习育儿知识，宝宝出生后，要注意自身心理调节，从容面对一时的困难。多与亲人朋友沟通，倾诉自己的苦恼，寻求帮助。还可寻求心理医生的帮助，必要时辅以药物治疗。

26 妈咪回奶效果不好怎么办

因疾病或其他原因在哺乳时间尚不足10个月时断奶者，多采用人工回奶方法。另外，正常断奶时，如果奶水过多，自然回奶效果不好时，亦可使用人工回奶方法。

人工回奶是指用各种回奶药物使乳汁分泌减少的方法。可口服或肌肉注射雌激素类药物，如口服己烯雌酚，口服或外用中药类回奶药亦可有较好效果，如炒麦芽加水煎汤温服；或先将乳汁吸出，用芒硝外敷乳房等。

人工回奶的具体方法如下：

◆将乳汁挤掉，用芒硝250克，分两包用纱布包好，分别敷在乳房处，24小时更换1次，连用3天。

◆用炒麦芽90克，水煎服，两天1剂，连服3天。

◆维生素$B_6$200毫克，每日3次。两天后改为100毫克，每日3次，共服3天。

◆溴隐亭1.25毫克，每日两次，口服，连用14日，对已有大量乳汁分泌而需停止哺乳者，效果较为理想。

◆麦芽30克，山楂30克，神曲30克，煎汤代茶饮。连服5~7日。

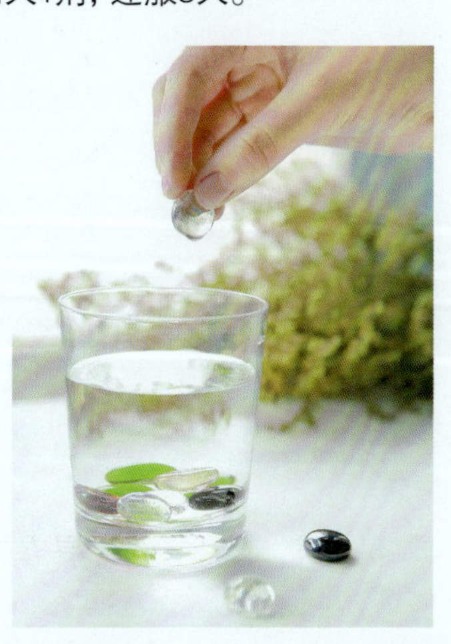

◆己烯雌酚5毫克，每日3次，口服。或己烯雌酚2毫克/日，肌注，连服3~4日。

◆小麦麸60克，红糖30克。将麸子炒黄，再加入红糖，混匀，再炒一下，放碗内，一日数次食之，两日食完。

◆花椒6~15克，加水400~500毫升，浸泡后煎煮浓缩成250毫升，再加入红糖（白糖效果不佳）50~100克，于断奶当天趁热1次服下，日服1次，1~3天即可回奶。绝大多数于食后6小时乳汁分泌即明显减少，第2天乳胀消失或胀痛缓解。

27 妈咪回奶后乳房胀痛怎么办

在回奶后妈咪不能用手挤，也不要让宝宝吸吮，奶量将会逐渐减少直至没有。不要刺激乳房，否则易诱发乳腺疾病。在回奶时，乳房会比较胀满，经一周左右，便会减轻，如果胀得特别疼，就需要挤出来一些，不然容易导致乳腺炎。切忌断续让宝宝吮吸，否则必然将延长回乳时间。

妈咪乳房胀痛时，可以用麦芽加水煮，加冰糖和菊花，当茶饮，再加蒲公英和夏枯草，以减轻乳胀。

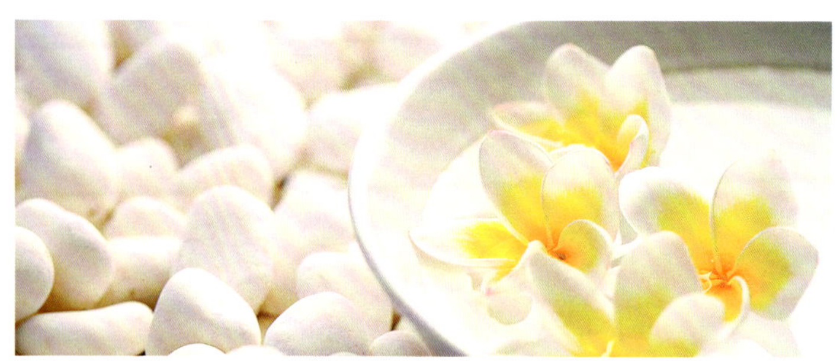

28 预防回奶后发生乳腺炎

在乳胀期间，为预防乳腺炎，应避免乳汁淤积，防止乳头损伤，并保持清洁。常用温水、肥皂洗净乳头。菊花和冰糖能降火，用麦芽一起冲服，可避免乳汁淤积造成乳腺炎。

29 预防回奶后乳房下垂

停止哺乳后，要注意乳房护理，以防乳房突然变小而变得下垂。快速回奶极易引起乳房松弛和下垂。断奶应循序渐近，从母乳喂养逐渐过渡到人工喂养。慢慢退乳，就可以保持乳房的形态，避免下垂。

30 产后如何锻炼？

多数产妇通过产后锻炼都可恢复到孕前优美体态。使用束腰带、腹带以及紧身衣不利产妇健康，并不能使身体变得健美。

妊娠期由于准妈妈内分泌的变化，导致骶髂关节、耻骨联合等关节松弛；由于子宫的增大使腹壁的皮肤和肌肉被过度拉伸，尤其是双胞胎、羊水过多或胎儿巨大者，很可能造成新妈妈皮肤和肌肉的永久性改变。

不过，以上这些变化大多都是可以恢复的，尽管腹部的妊娠纹可能永远不会消失，但关节松弛、腹壁过度伸张及腹直肌分离等都是可以恢复的。多数产妇可恢复到孕前的优美体态。

为了让身材变得健美，不少新妈妈产后使用束腰带、腹带以及紧身胸腹衣等，其实这种办法并不能使肌肉变得紧致有弹性。真正有效的办法是及早下床，进行适度锻炼，可参照产后体操动作，或自编体操，练习时不可劳累。更不能把坐月子当成养病一样养，如果在月子里多吃多睡，活动过少，容易使脂肪积累过多，很难恢复当年的身材。

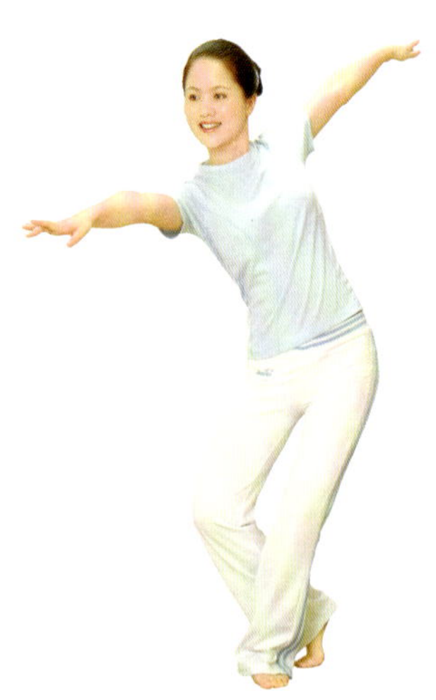

产后运动备忘录

备忘1：产后运动强度和时间依据个人情况调整。建议早晚各1次，每次10分钟。

备忘2：饭后一小时内不要做运动，否则会影响胃部的消化。

备忘3：睡前不要做剧烈运动，否则会影响睡眠质量。

备忘4：若感到疲劳或发生阴道出血和疼痛加剧，则应立刻停止运动。

备忘5：做任何运动都要把握三大原则：调整呼吸，由简而难，不可勉强。